おいしく食べてキレイに痩せる！

Dr.KUMIKAの いただきますダイエット

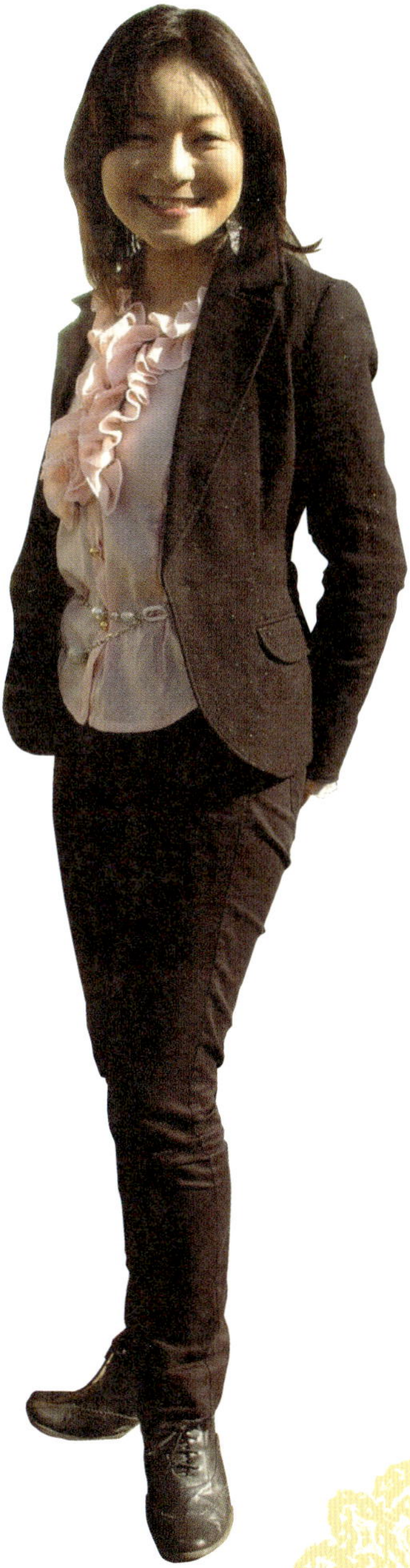

薬を使わない薬剤師

KUMIKA

北辰堂出版

はじめに

いろいろなダイエット法が次々に登場しています。その中のいくつかのダイエット法にチャレンジして、残念ながら失敗してしまった、という人も大勢いると思います。

この「いただきますダイエット」は、そんな人にこそ、読んでいただきたい一冊です。

「いただきますダイエット」は、基本的に食べてはいけない

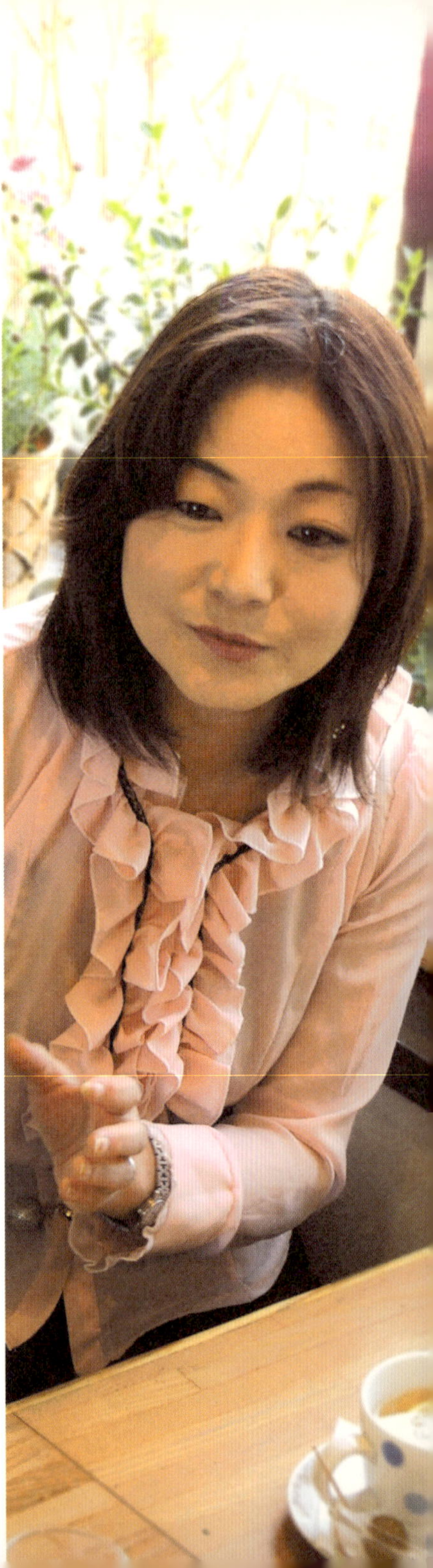

というものはありません。また、ダイエット中に楽しいと感じることはあっても、苦しい、つらいといった思いをすることもありません。

食事本来の楽しみを味わいながらダイエットできる、それが「いただきますダイエット」ですから、是非一緒にやってみませんか？

それでは、「いただきますダイエット」を成功させる秘訣をいくつかご紹介しましょう。

まずは「いただきます」という言葉を食事前に必ず声に出しいいましょう。これは魔法の言葉です。ただ声に出して言うだけで、脳に「これから食事をします」というスイッチが入り、食事本来の楽しみを感じられるようになります。すると自然にダイエット効果があらわれてきます。

次に、ダイエットをする人にとって重要だと思っているカロリー数や食べる分量、体重などの数字をすべて忘れましょう。ダイエット＝摂取カロリーを減らすことではありません。洗脳されたカロリー神話を捨て、数字に振り回されないこともダイエット成功の重要な秘訣です。

そして、「いただきますダイエット」をはじめたら、このダイエット法を信じて、三ヶ月は続けましょう。異性とお付き合いするとき、自分に合う人かどうかを知るために、相手を信じて、最低三ヶ月は付き合うのと同じです。この間、浮気は禁物ですよ！

「いただきますダイエット」は自然体で続けていけるダイエット法ですから、これらの秘訣さえおさえておけば、おのずとダイエットは成功し、リバウンドすることもありません。

最後にもう一つ、痩せることを目的にしないでください。痩せたら何がしたいのか、できるだけ具体的な目標を持つこ

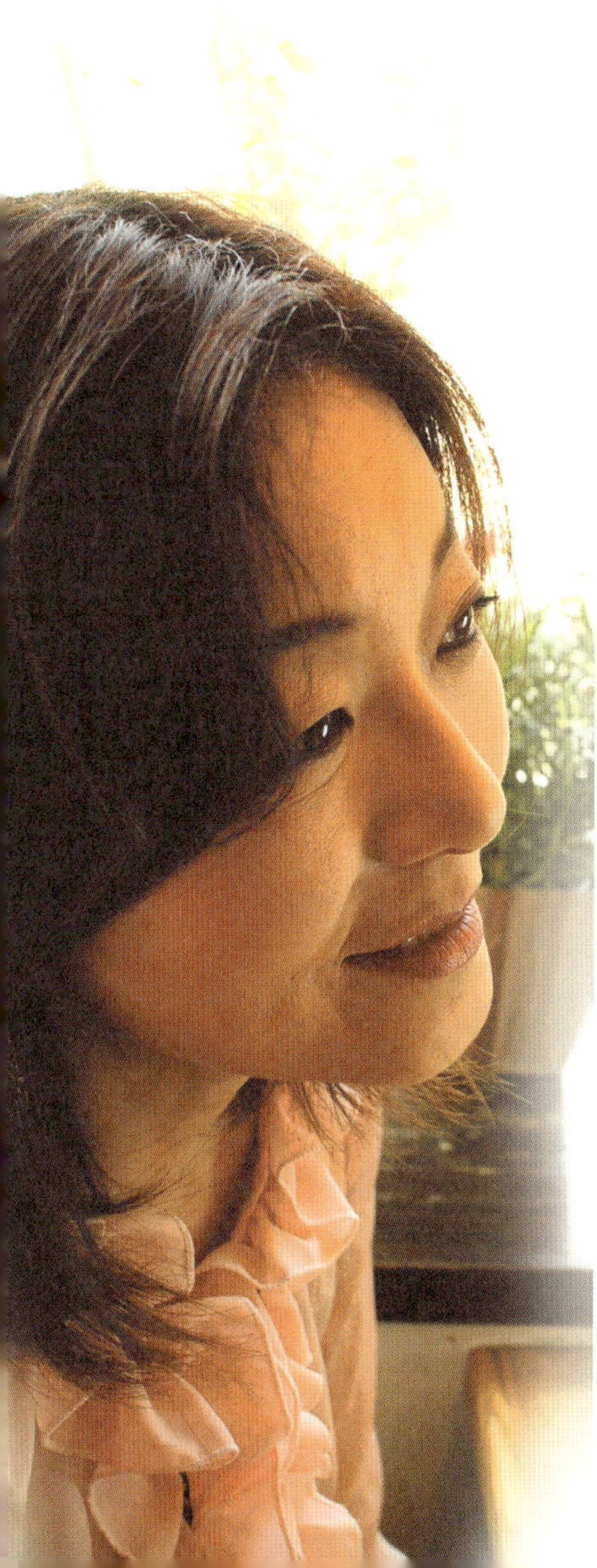

とが大切です。
その目標に向かって、さあ、はじめましょう！

二〇一一年三月吉日

KUMIKA

いただきますダイエット　目次

出版企画　：　吉田浩　町山和代（株式会社天才工場）
構成　　　：　後藤鈴子（有限会社ベル・プロダクション）
編集協力　：　岩堀禎廣（合同会社オクトエル）

イラスト　：　あずまかおる

Step.1

新たな気持ちではじめよう！

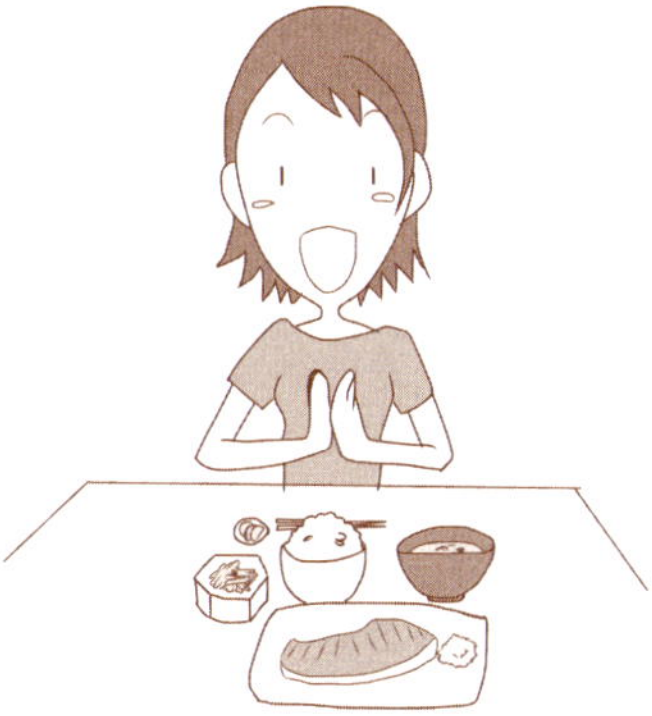

ダイエット＝我慢の図式はもう古い！ダイエットをはじめるに当たって、あなたの心の不安を取り除いていきましょう。

そのダイエット、本当に自分に合っていますか？

これまで、いろいろなダイエットに挑戦したけれど、満足のいく効果が得られなかったというあなた。それは本当に自分に合うダイエットでしたか？

一つのダイエット法を三ヶ月行った結果、効果は現れたけれどリバウンドしてしまった。ダイエット中、辛くてストレスが溜まった……など、思ったような効果が得られなかったという人は、自分の身体に合ったダイエットをしていたとは言えないでしょう。

この『いただきますダイエット』には、「絶対に食べてはいけない」というものはありません。でも、どんな人でも三ヶ月間はお付き合いしないと、相手のことが分からないのと同じ。まずは三ヶ月浮気をせずに信じて、このダイエット法を行ってみてください。

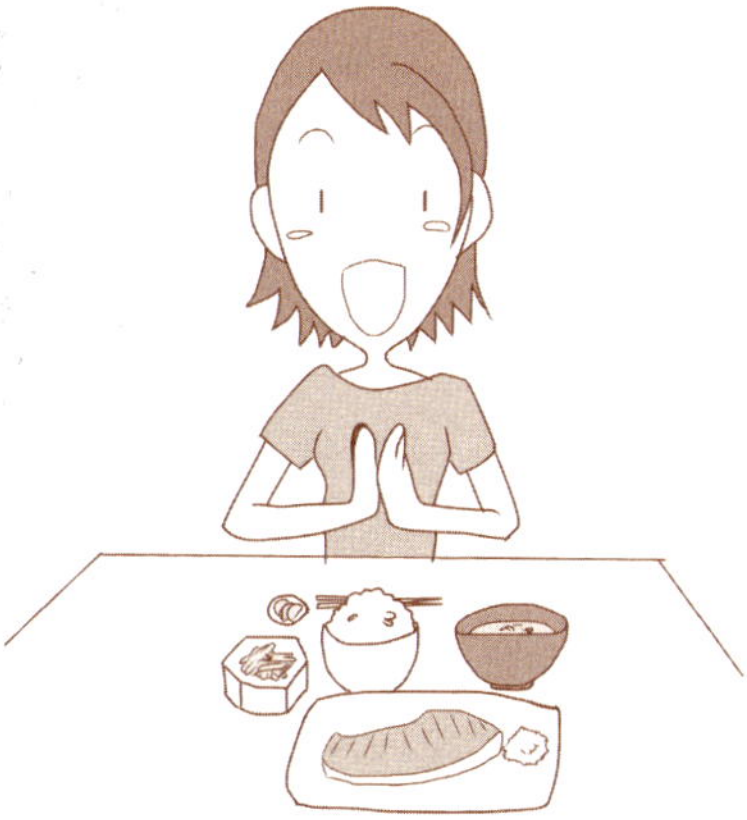

ストレスを溜め込んでいませんか？

ストレス社会と言われる現代、ストレスがないという人は、あまりいないでしょう。

日常生活をおくっているだけでもストレスは溜まっていくのに、食事制限をして、さらに自分自身に余計なストレスを与えていませんか？

食事をするということは本来、あなたの気持ちを楽しくさせ、心を豊かにしてストレスを解消してくれる行為です。

食事制限をしたり、食べることに罪悪感を持ちながら食事をしてストレスを溜めるのは今日でやめにしましょう。

美味しく、楽しく、味わって、感謝しながら食べれば、ステーキやケーキ、揚げ物など、一見太りそうな食べ物でもすっきり燃焼されやすくなります。

ダイエット中は食べちゃダメだと思っていませんか?

「本当は食べたいけど太っちゃうから我慢しよう」

「ダイエットが無駄になっちゃうから食べちゃダメだ」

「おいしそうだけど、これを食べたら絶対に太っちゃう」

これ、実はダイエットには逆効果です。

「〇〇だから我慢する」とか「〇〇だからダメ」と思う気持ちは、健康やダイエットの天敵とも言えるストレスを溜める大きな原因になるのです。

食べたい物を我慢してストレスを溜めるよりも、食べる順番に工夫をして、太りにくい食事を行うことや、好きな物を楽しみながら、美味しいと味わって食べることのほうが、よっぽど健康にもダイエットにも効果的です。

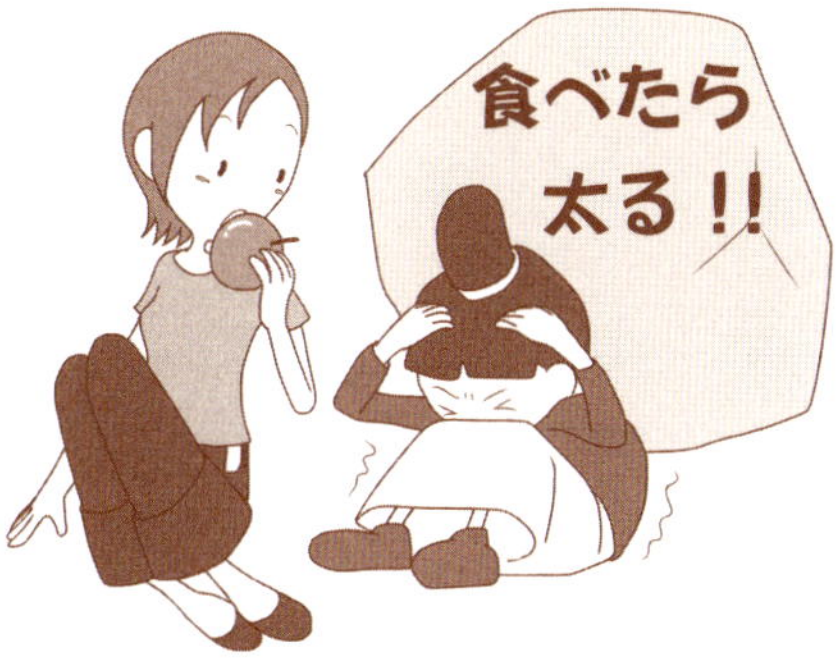

お腹がすいても食べないようにしていませんか?

お腹が空いたと感じても、食べないで我慢している人いませんか? この空腹感を我慢する辛さこそが、ダイエットに効果があると思っている人も少なくないですよね。

でも、これは決してよいことではありません。「お腹が空いた」とか、「眠くなった」と感じる自然なサインを無理に抑えたり、無視したりすることは、あなたに大きなストレスを与えることになります。さらに、あなた自身の五感をどんどん鈍くさせることにもなるのです。

お腹が空いたと感じたら、そのサインに従って、我慢せずに食べてください。

フルーツや生野菜など、あまり調理していないシンプルな食べ物がお勧めです。

食事は一日三食…食べたくないときも無理して食べていませんか？

「食事は一日三回。朝、昼、晩、規則正しく食べましょう」と言われますが、二日酔いのときや食べ過ぎた翌日、疲れているときなど、食べたくないときもありますよね。

また、朝起きてすぐはお腹が空かないという人もいます。それなのに、規則正しい食事をするために、朝食の時間だから、あるいはお昼の時間だからと時計を気にして、無理に食事をしていることってありませんか？

もし、あなたが無理して食事をしているときがあると思ったら、すぐにやめてください。

一日三食・規則正しい食事は成長期の子供には大切なことですが、成人ではお腹が空いたと感じないのであれば、無理に食事をする必要はまったくありません。それよりもお腹が空いたと感じる感覚を磨き大切にして下さい。

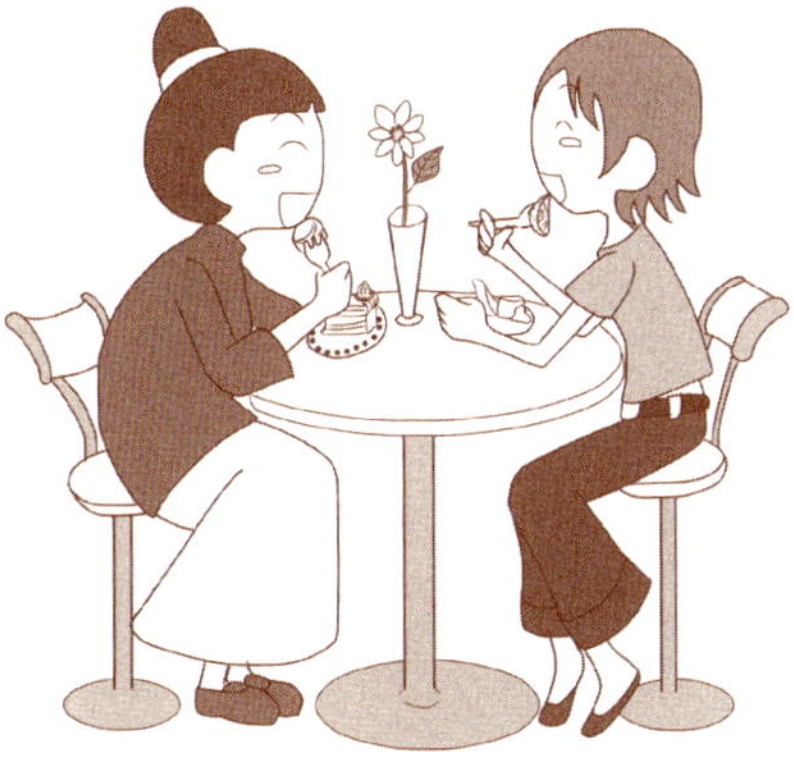

ご飯は楽しく食べていますか？

食事はいつも楽しく食べていますか？　空腹を満たすだけの食事をしていませんか？

植木に水をあげるときに「キレイな花を咲かせてね」と声をかけると、キレイな花を咲かせるといいます。食事をするときも「美味しいね、楽しいね」と言いながら食べることで、いつもより消化が良くなるのです。

食事をするときには、何をどれだけ食べたかということよりも、誰と、どこで、または一人のときでも、いかに楽しく、美味しく食べたかということのほうが重要です。

今日からは、ダイエット中だからといって嫌いなものを我慢しながら食べるのではなく、好きなものを楽しく味わって食べていきましょう。

食べ過ぎた次の日の体重を気にしすぎていませんか？

食べ過ぎた、飲み過ぎたと思った次の日は、体重計に乗るのが怖い！　と感じている人が多いはず。

でも私たちの身体は、今日食べたものが翌日すぐに脂肪として体内に蓄積されるわけではありません。

数日経って消費できなかったものが、脂肪となって体内に留まることになるのです。

ですから、翌日の体重を気にしすぎる必要はまったくありません。

今日食べ過ぎたのであれば、明日からの食事を数日間かけて調整していけば、プラスマイナス・ゼロになります。

一日一日の単位で食べ過ぎたかどうかを気にするのではなく、一週間の流れでどのぐらい食べたかを考えるようにすればいいのです。

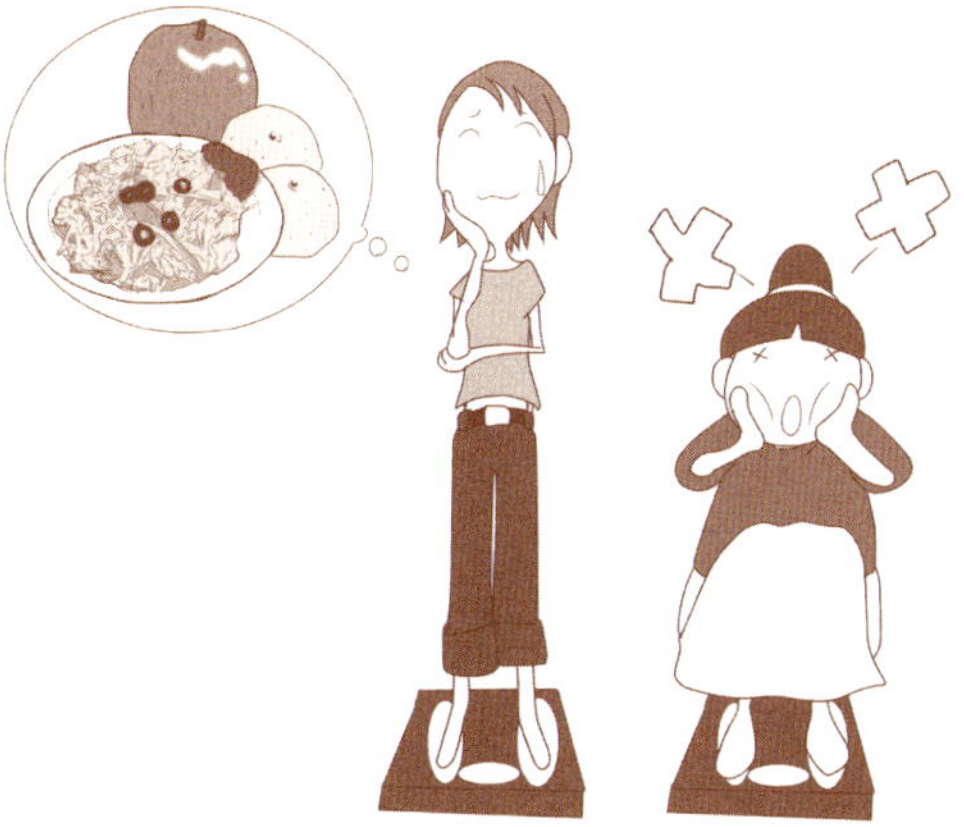

カロリー表示に振り回されていませんか？

食べたい物があっても、カロリー表示を見て「高カロリーだから食べちゃダメだ」とあきらめたことはありませんか？

ここ数年、カロリーが注目され話題になっています。でも、このカロリーって、実は人間の身体にはまったく当てはまらないのです。

カロリーとは、簡単に言うと1リットルの水の温度を1℃上げるエネルギー量のこと。でも、私たちの身体は、実験室のビーカーや試験管とは違いますよね。

まったく同じ物を食べても、その人の体質やその時の体調によって消化や燃焼のされ方も異なります。生の食材と加工食品でもまったく違った消化の仕方をするのです。

カロリー表示がいかにナンセンスであるか！　ということをしっかりと覚えておいてください。

油ものを控えていませんか？

揚げ物などの油を使った料理は太るから、と食べないようにしている人はいませんか？

これも大きな間違いです。油自体が太る原因になっているわけではありません。

油には、空気に触れると酸化しやすいという特徴があります。この酸化した油が、体内に脂肪として蓄積される原因となるのです。

ですから、酸化しにくい天然の成分を含んだ油をチョイスしたり、揚げたてをすぐに食べれば、安心して油を使った料理を食べることができるのです。

私が試した結果、空気に触れても酸化しにくい油はオリーブ油でした。油を使った料理をするときには、オリーブ油を利用するとよいでしょう。

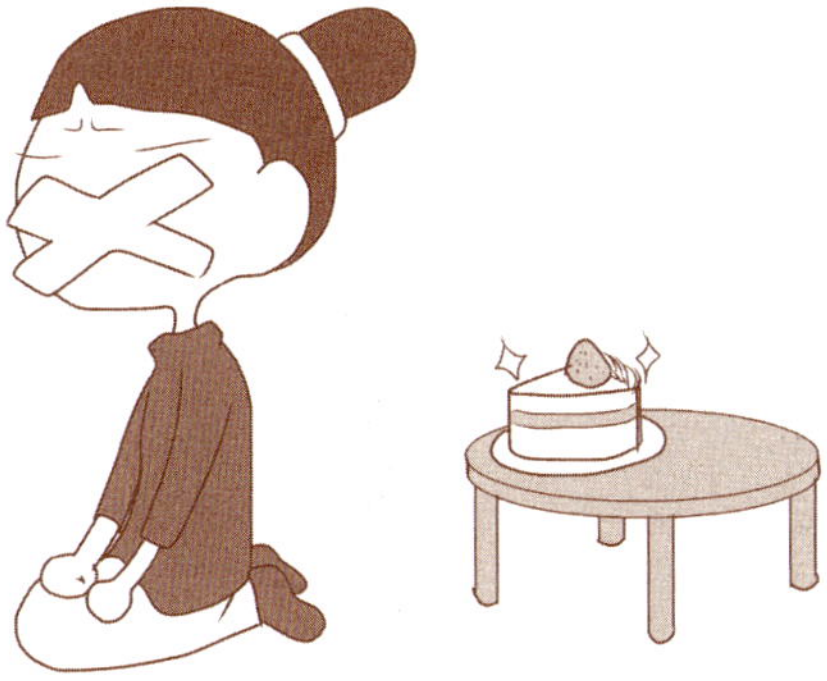

大好きな甘いものも我慢していませんか？

本当は甘いものが大好きなのに、太るから、ダイエット中だからと、我慢していませんか？

「甘いものを食べたい」と思う気持ちを無理に我慢しないでください。食べたいと思ったら食べていいのです。

甘いものには疲れを癒し解消する効果や、脳の働きを活発にする役割があります。我慢しすぎてストレスを溜めるぐらいなら、自分へのご褒美だと思って美味しくいただきましょう。

ただ、同じ甘いものを食べるのであれば、ケーキやクッキーなどの洋菓子よりも、和菓子のほうがいいでしょう。

どうしてもケーキを食べたい場合は、ケーキの前にケーキと同じ分量の生野菜をしっかり食べます。そして罪悪感を持たずに美味しいと思って食べることが大切です。

ダイエットサプリメントや器具に頼り切っていませんか？

ダイエットサプリメントを服用している人が年々増加していますが、そのサプリメント、一生続けていきますか？　また、ダイエットのために器具を使っている人は、その器具を一生使っていきますか。

サプリメントや器具など、もしあなたがこれまで何かに頼ってダイエットをしてきたのであれば、それらをやめた途端にリバウンドをした、という人は多いはずです。

何かに頼ってのダイエットは、すぐに効果が現れて効果的に思えます。でも一生続けていかない限り、現状を維持することは困難なことなのです。ダイエットを成功させるには、何かに頼るのではなく、まずしっかりと自分の身体と向き合い、耳を傾けることからはじめましょう。

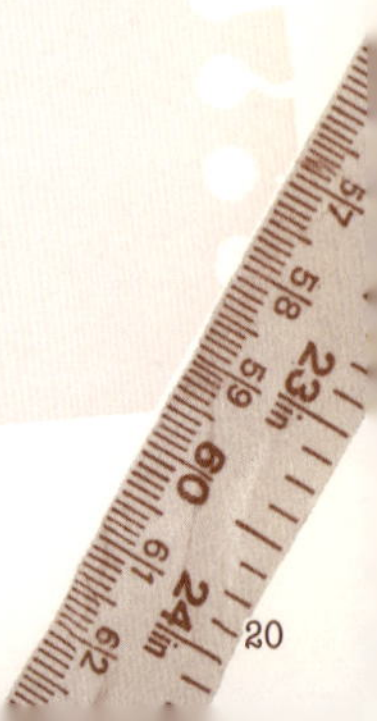

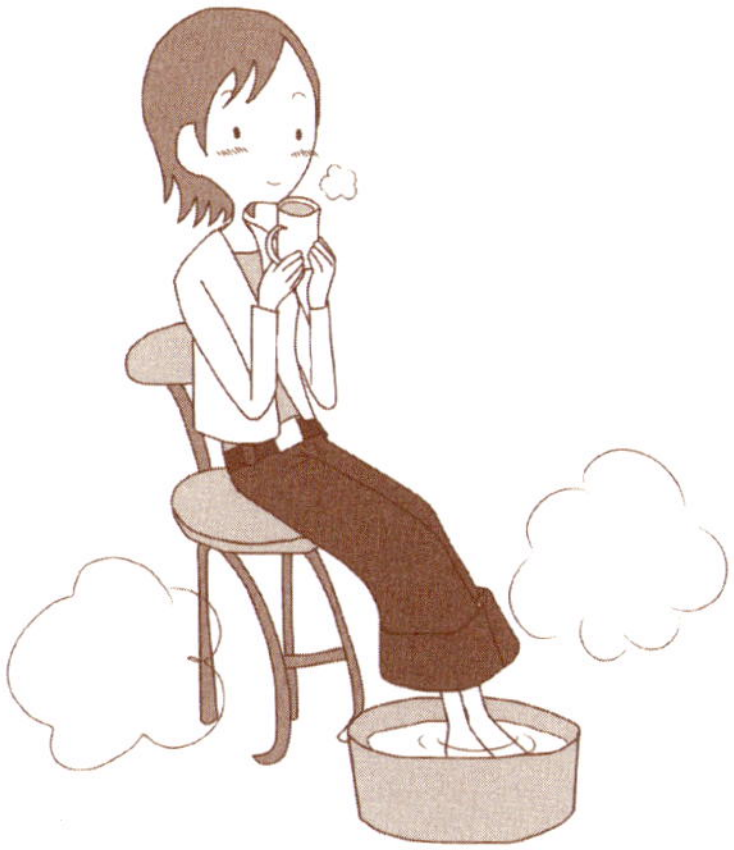

あなたの身体、冷え過ぎてはいませんか？

女性の半数近くが「冷え」に悩んでいると言われていますが、あなたの身体は大丈夫ですか？　冷え過ぎてはいませんか？

身体が冷えると、指先や足先だけではなく、内臓までも冷え、身体全体の動きが鈍くなってしまいます。すると、新陳代謝も悪くなり、食べたものが燃焼されずに体内に脂肪として蓄積されてしまうのです。

そこで、この冷えを解消するために、一日一回、じんわりと汗をかくことを行いましょう。じんわりと汗をかくとは体温を1℃アップさせた状態のことです。その場で腕を回したり、簡単なストレッチを数分行うだけでも違いますよ。運動が苦手な人は、温かい飲み物を飲むようにしたり、半身浴を楽しんだりするだけでもいいでしょう。

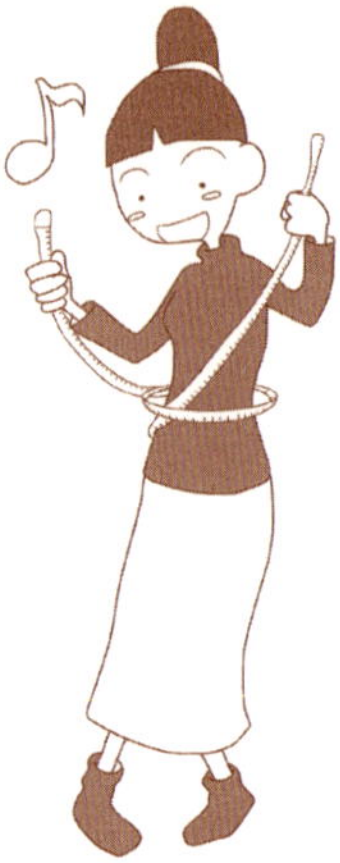

痩せたらどんなことをしたいですか？

ダイエット中の人や、これからダイエットをする人から「○○キロ痩せたい」という言葉をよく聞きます。

では、あなたは痩せたらどんなことをしたいですか？

この質問に、すぐに答えが出なかった人はいませんか？

ダイエットをするときには、単に「痩せること」だけを目標にしないでください。

「痩せること」だけを目標にしている人よりも、痩せたあとの目標をしっかり持っている人のほうが、ダイエットを楽しく続けていくことができます。

「素敵なお店にドレスで食事に行きたい」「南の島でビキニで思いっきり泳ぎたい」など、どんなことでもＯＫです。

自分が痩せたあとの目標を明確にしておきましょう。

Step.2

Dr.KUMIKAとの10のお約束

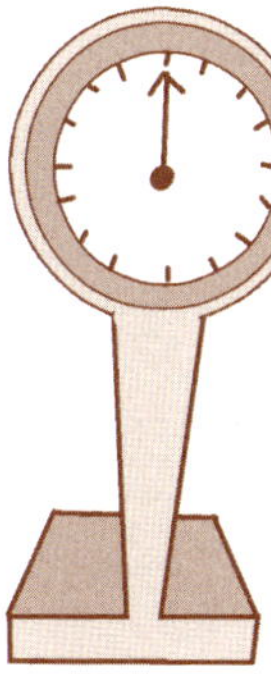

今回のダイエットであなたがするべきことをお伝えします。
この１０項目を守って、美味しくキレイに痩せましょう。

食事の前には必ず「いただきます」食べ終わったら「ごちそうさま」

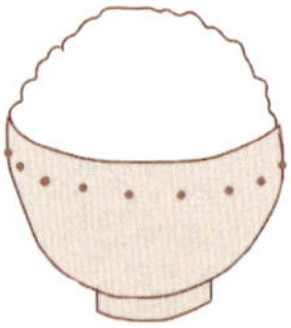

日本人には当たり前の「食事のあいさつ」。私たち日本人は、この言葉を口に出して言うことで脳に食べはじめと食べ終わりを意識させる習慣が、子供のころから身についています。食物の生命に、そしてそれを作った人に対しての感謝を表すこの言葉は、脳もちゃんと聞いています。食事の際はぜひ声に出して、脳にも「今から食事がはじまります！」と伝えてください。

大事な約束。食事の最初は必ず生ものから食べる

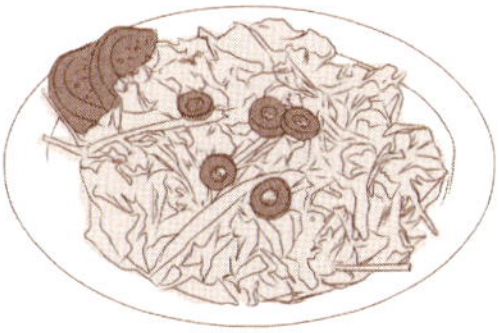

今回ダイエットをはじめるにあたって、一番大切な約束です。

食事のときは生のものを必ず先に摂るようにしてください。

サラダでもいいですし、フルーツでもいいです。お刺身やお漬け物だってOK。

「いただきます」をちゃんと言って、生のものを一番はじめに胃に入れる……これが今回のダイエットの最も重要な部分です。

朝はフルーツのみで過ごそう

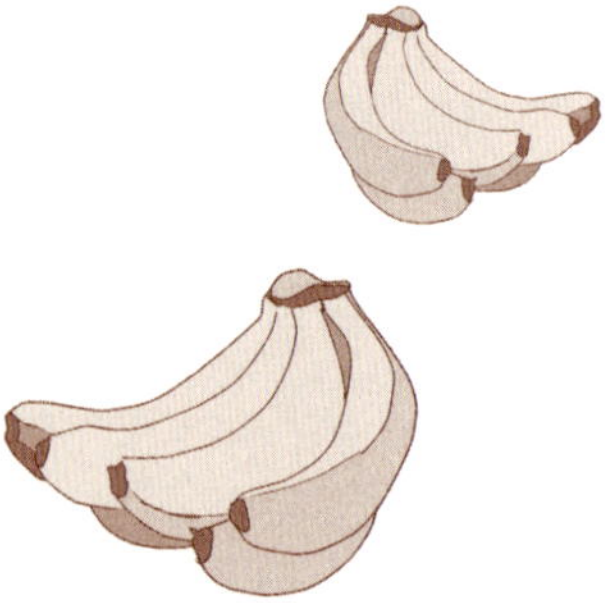

一日のサイクルで食事を考えてみましょう。

朝はなかなか食欲が湧かない……でも食べないとお昼までつらい……。

そんな人こそ、朝はフルーツを食べてください。

ただし、種類は一種類。ミカンならミカンのみ、バナナならバナナのみを食べます。

一種類であるなら量に制限はありません。好きなフルーツを好きなだけ食べましょう。

昼は好きなものを召し上がれ

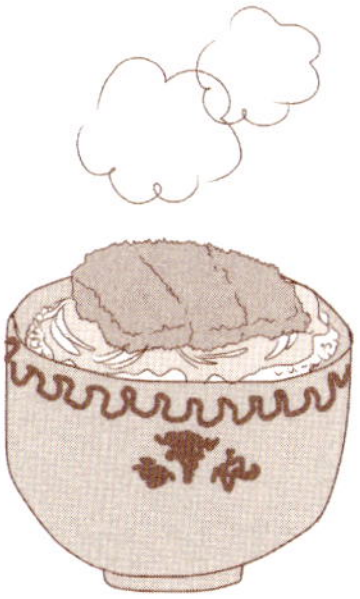

昼食は好きなものを食べて構いません。
牛丼だろうがハンバーガーだろうが、焼き肉だって食べたいと思ったらどーんと食べてください。
でもここで忘れないでいて欲しいのが、最初のお約束『生のものを一番はじめに食べる』。
これさえ守れば、昼食は思いっきり食べて大丈夫です。

夜は可能な限りシンプルに

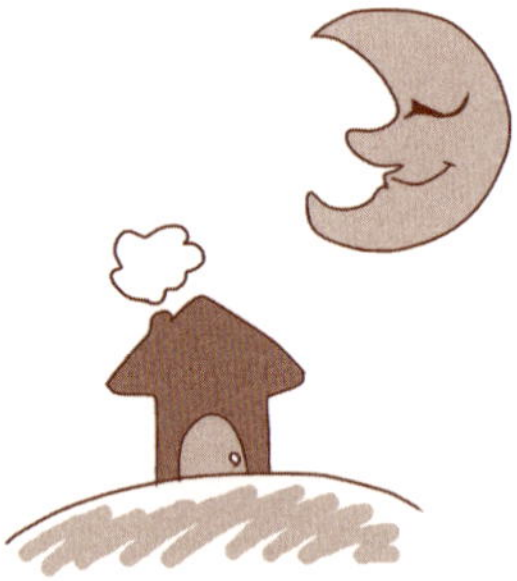

動くことが少なくなる夜の時間帯に、山盛りの食べ物は必要ありません。夕食は可能な限り食材をシンプルにしましょう。

例えば、パンよりもご飯がベター。様々な食材を使うパンよりも、穀物を炊いただけのご飯の方が栄養素はシンプルで、胃に優しいのです。

体内の動きが鈍くなる夜だからこそ、少ないエネルギーで消化できるようにしてあげましょう。

よく噛んで食べる

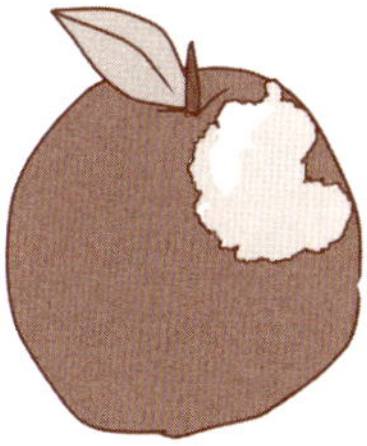

子供のころ、誰もがお母さんに言われていた言葉。大人になった今は、もう一歩前へ進んで新しい感覚を養っていきましょう。

よく噛んで食べることで染み出す味や香り、喉ごし、そして口内にほんのり残る後味……これら全ての感覚で「食べる」ということを味わってください。

きっと食べ慣れた食材の中にも新しい発見がありますよ。

冷たいものより温かいもの

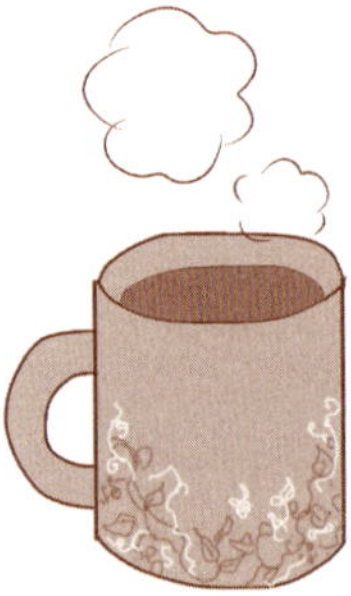

体温を上げることは、ダイエットに大きなプラスとなります。エネルギーを燃焼させるのに、温かい身体のほうがより多くの脂肪を燃やしてくれるからです。

体温をほんの少し上げるだけでもダイエットには有効です。冷え性の人は特に効果絶大。

「ちょっと身体が冷えたかな？」と思ったら温かいものを飲んでみてください。

食事時間の雰囲気は重要な「痩せ要素」

食事を楽しんでいるとき、脳は活性化し、各器官に効率よく吸収を行うように指示を出してくれます。逆に、つまらないと思いながら食べたものは脳も活動がゆっくりになって栄養素の吸収を鈍くしてしまいます。

食事時間は楽しい雰囲気で、可能であればみんなで一緒にわいわいと食事をするのが、ダイエットにはベストなんです。

ダイエットは みんなで楽しくチャレンジ！

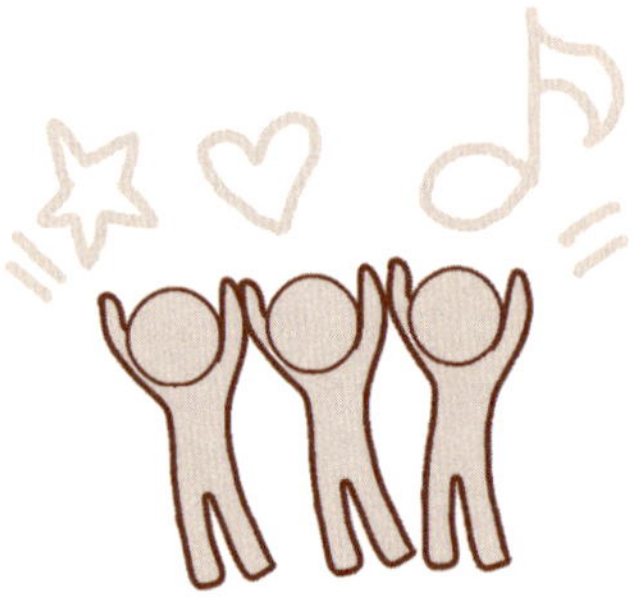

一人でこっそりダイエットをして、まわりを驚かせるのもよいですが、仲間みんなで楽しみながらやるほうが断然効果は上がります。

ダイエットは持久走のようなもの。一人で黙々と続けるよりも「どれくらい痩せた？」「体重止まっちゃったんだけど、どうすればいい？」なんておしゃべりをして、楽しみながらダイエットを継続させていきましょう。

食べ過ぎちゃった……
でも諦めないで！

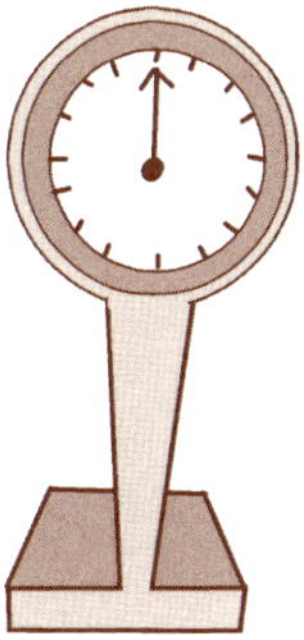

日々の生活やまわりとのお付き合いの中で食べ過ぎてしまったとしても、ダイエットはもう無理だなんて絶対に思わないでください。

食べ過ぎてしまったら調整し直せばよいのです。ここで諦めてしまうから、今までのダイエットもうまくいかなかったのです。

「暴飲暴食は翌日から調整」

この言葉を胸に刻んで今回のダイエットは絶対に成功させましょう！

COLUMN

まずは三ヶ月がんばって！

「ダイエットをしたい！」という方のお話を伺っていると、失敗談の中に「長続きしなかった」という言葉が見え隠れしていることが多くあります。

大体の方が一ヶ月で中止してしまったり、飽きっぽい人になると三日どころか一日しか続かなかったなんて話も聞くほどです。

ｓｔｅｐ１でも書きましたが、ダイエットをはじめるにあたって、まずは三ヶ月だけは本書のダイエット方法を続けてみてください。

どんなダイエットでもそうですが、これから行なうダイエットの動きにあなたの身体が対応し、順調に巡っていくようになるには約三ヶ月かかります。

その間はどうか他のダイエットに目移りしないでください。この「いただきますダイエット」だけを信じて続けてみてください。

ダイエットの結果はすぐに表れる人もあれば、緩やかに出てくる人もあります。それこそ今までの食生活や生活習慣で個人差が出るものなのです。

ですから、まずは今から三ヶ月間、がんばってみてください。

「いただきますダイエット」は食べ物の順番に気を付け、「いただきます」からはじまり「ごちそうさま」で終わる食事を心がけるだけなので、さほどの辛さを感じずに三ヶ月間を過ごすことができると思います。

今までのダイエットが続かなかったのはたぶん辛さやストレスのせい。今回のダイエットはストレスフリーで必ず成功させましょう！

Step.3

何がどうしてダメだった？
今までのダイエットを振り返る

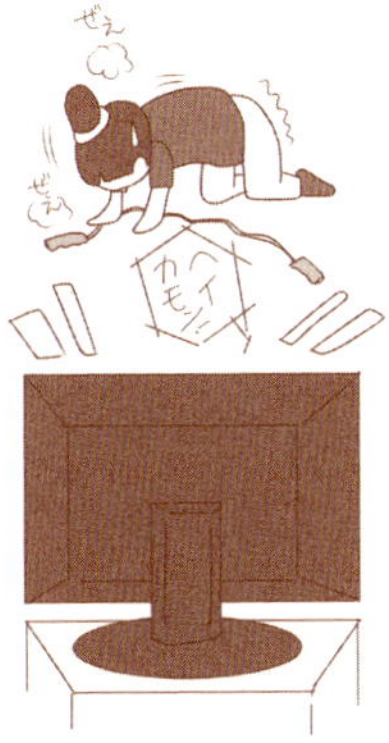

流行りのダイエットは全てやってみたけど効果がない……
今まであなたがやってきたダイエットの失敗理由をお教えします。

朝・昼・夕食のどれかをダイエット食品に換える置き換えダイエット

手軽にチャレンジできるダイエットの一つに、置き換えダイエットがあります。これは一日三食のうちの一食をダイエット食品に置き換えることで、一日の総カロリー数を抑えるというダイエット法です。

置き換えるダイエット食品は粉末に水を混ぜて振るとできあがるシェイク状のものや、クッキータイプのものなど、メーカーによって色々あります。

私のまわりにも、この置き換えダイエットを行った人がいます。最初は「デザート感覚で食べられるし、それなりにお腹も膨らむのである程度満足できます。2～3kg痩せたんですよ」と言っていましたが、そのうち「食べ続けるのが辛く感じてきた」と言うようになりました。

いくら味や食感にバリエーションがあるといっても、続けているうちに飽きて、食事をすることへの物足りなさを感じたりするのは当然のことだと思います。

また、置き換えダイエットを続けていると、カロリーを抑えることばかりに目がいくようになり、最後にはカロリーを抑えた食事を続けることが目的なのか、痩せることが目的なのかわからなくなってしまいます。

カロリーばかりを気にして、必要な栄養素をつめこんでいるだけの置き換えダイエットは、健康面から考えても長く続けないほうがよいです。

また、無理なく継続することがダイエット成功のポイントだと言いますが、あなたは本当に置き換えダイエットを一生続けることができますか？

何かに頼ってダイエットをするということは、一生それらに頼らなければならないということです。はじめる前にもう一度よく考えましょう。

実際に置き換えダイエットを体験した人たちの多くは、置き換えをやめるとともにリバウンドしています。

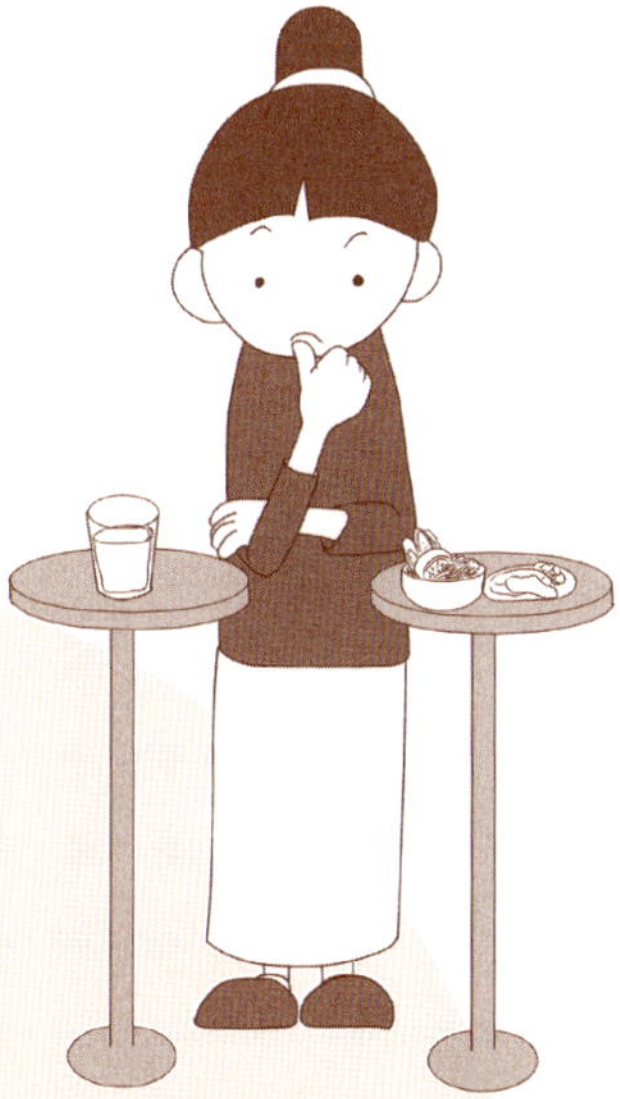

すごーく効きそう!? 中国直輸入のお茶ダイエット

水分補給をお茶にするダイエット法です。

代謝を高め脂肪を排泄させる作用があると言われる「ウーロン茶」、内臓脂肪が減りやすくなると言われる「杜仲茶《とちゅう》」、糖尿病予防に効果があると言われる「グァバ茶」、ダイエットに有効なDNJという成分を含んでいる「桑の葉茶」など、ダイエットや健康によさそうなお茶はたくさんあります。

その中から、中国直輸入の「痩身茶」でダイエットを行なった人のことをご紹介しましょう。この人は「お茶を飲んで五時間ぐらいすると、強烈な腹痛に襲われ、腸の中のものを全部出す感じがするんです」と教えてくれました。

さらに、このお茶を飲んだ後に何か物を食べると、直腸のあたりに痛みが起こりすぐにトイレに行きたくなるとのことでした。体験した人はこの痛みが恐くなり、とうとう物が食べられなくなってしまったとのこと。その結果、お腹もスッキリして4～5kg痩せ、身軽になったと言います。

「便秘気味の私にはよいかもしれない。少し続けてみよう」と、その後も継続していたそうですが、そのうち、この「痩身茶」を飲むことで便を出すということを身体が覚えてしまい、お茶を飲まないと便が出ない身体になってしまったそうです。

「このお茶に頼ってはダメだ」と飲むのをやめたら、当然のようにリバウンド。例の腹痛がなくなったため食べる意識が復活したんですね。

お茶にはいろいろあり、もちろん昔から身体によいと言われているものもあります。一概にダイエット効果がないとは言えませんが、なかには日本では飲用を認可されていない物質を含んでいるものもあります。輸入食品等でダイエットを行う場合には、はじめる前に危険性がないかどうかを必ず確認してください。

また、そのお茶はずっと飲み続けることができるものであるかどうかも、しっかりと調べることが大切だと思います。

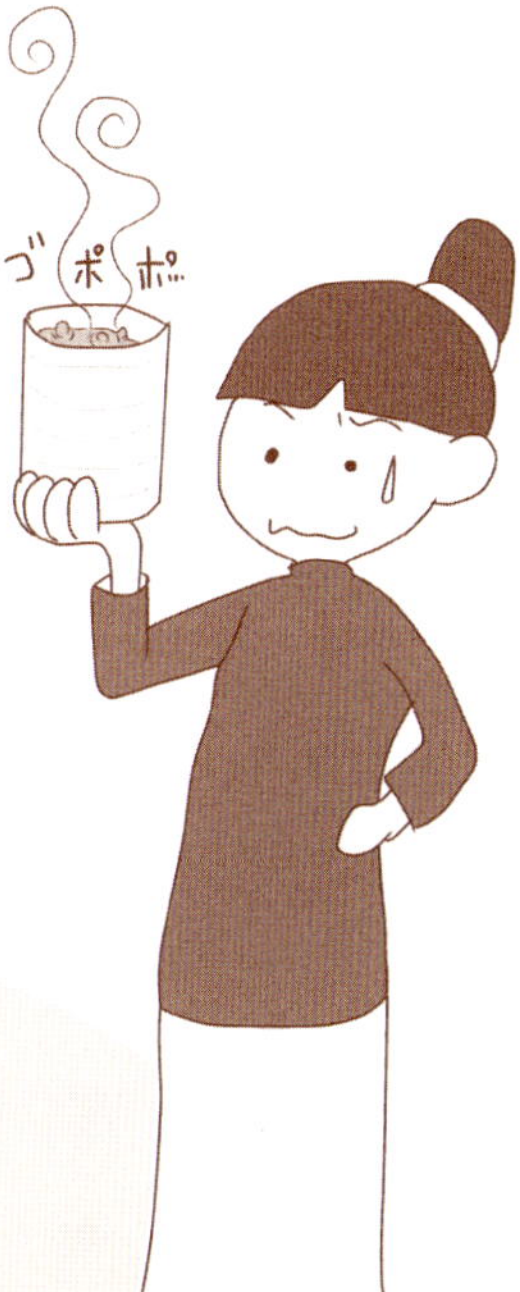

ひたすら○○だけを食べ続ける……一品ダイエット

「きのこダイエット」「りんごダイエット」「パイナップルダイエット」「こんにゃくダイエット」など、一つの食品だけをずっと食べる一品ダイエットを行なった方から「確かに体重が減りました」と喜びの声を聞きました。

ところが数週間後、すぐにリバウンドしてしまったと言います。

その理由を聞いてみると、「同じものばかり毎日食べることに飽きてしまった」ということでした。そして、一品ダイエットをやめて数日すると、徐々に体重が増えていったそうです。

私はこのお話を聞いて、この方が一品ダイエットに飽きてよかったと思いました。

一品ダイエットは、一日に摂取する食べ物の量が減るので、一時的には体重は減ります。ですが、その食品に含まれている限られた栄養素しか摂れないために、その他の必要な栄養素が欠乏して、身体を壊してしまう可能性が高まってしまうからです。

一品ダイエットは、どんなに頑張っても一生続けられるものではありません。途中で挫折して当たり前ですし、一時的に痩せたとしても再びリバウンドしてしまうダイエット法です。

もし成功している人がいるとしたら、栄養素のバランスが崩れている可能性もありますので注意してください。

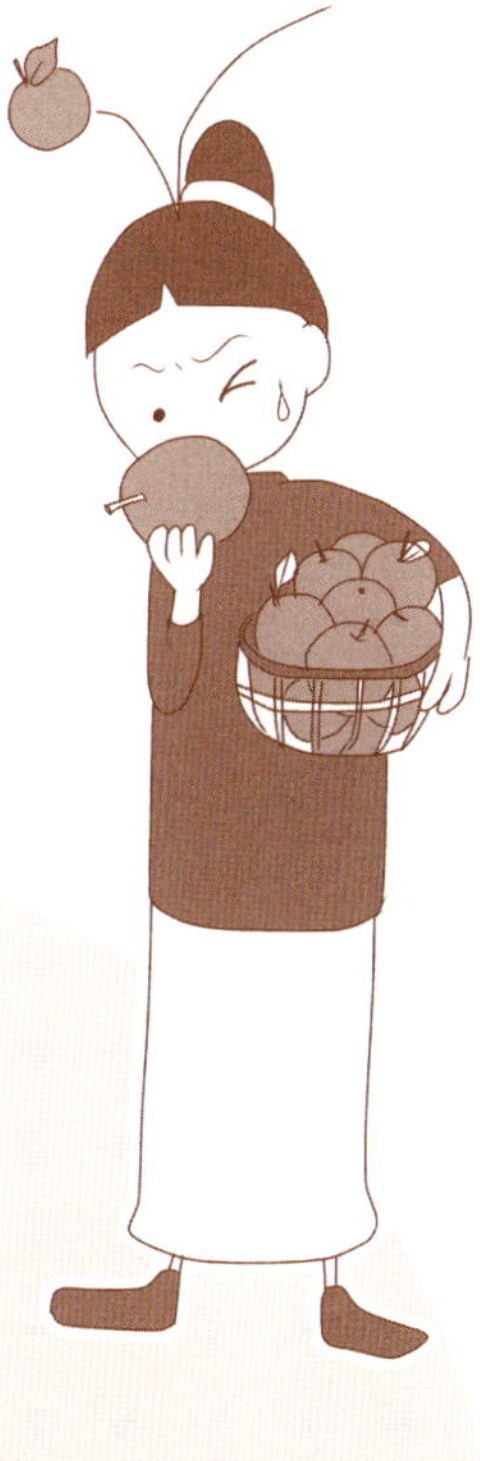

滝のような汗で体重減少
サウナダイエット

人間の身体の60％以上は水分です。サウナで汗を出して身体から水分が出れば、その分体重が減ります。

サウナに入る前の体重と、入った後の体重を比べると、多少体重が減っているので、「これはダイエット効果があるぞ！」と思っている人も多いのではないでしょうか？

確かに、汗が身体から出ればその分体重は減ります。でも、サウナに入った直後の身体は脱水状態になっていますので、しっかりと水分補給することが大切です。

ここでちょっと、スポンジを思い出してください。水を含んだスポンジをギュッと絞ると水が出てスポンジは軽くなります。ですが、また水につければスポンジは元の重さに戻りますよね。

サウナダイエットはこれと同じことです。サウナで汗を流して身体から水分を出すと体重は減りますが、水分補給をすることで、また元の重さに戻ってしまいます。

つまり、減っているのは水分で脂肪が燃焼したわけではありません。

「私は喉が渇いても氷を一つを口に入れるだけ。水は飲まずにグッと我慢しているんです」という人がいましたが、これは決してよいことではありません。しっかりと水分補給をしておかないと、血液濃度が濃くなりドロドロ血液になって、動脈硬化を促進してしまうこともあります。水分補給の我慢は絶対にやめてください。

では、サウナはダイエットにまったく効果がないのかと言えば、そうとも言いきれないのが実状です。

サウナに入り発汗することを継続すれば、新陳代謝が高まり、徐々に脂肪が燃焼しやすくなることは確かです。リフレッシュ効果やストレス発散効果も期待できますので、上手に活用するとよいでしょう。

ただし、血圧の高い人は脳梗塞や心筋梗塞などを引き起こすリスクが高くなりますのでサウナは避けてください。

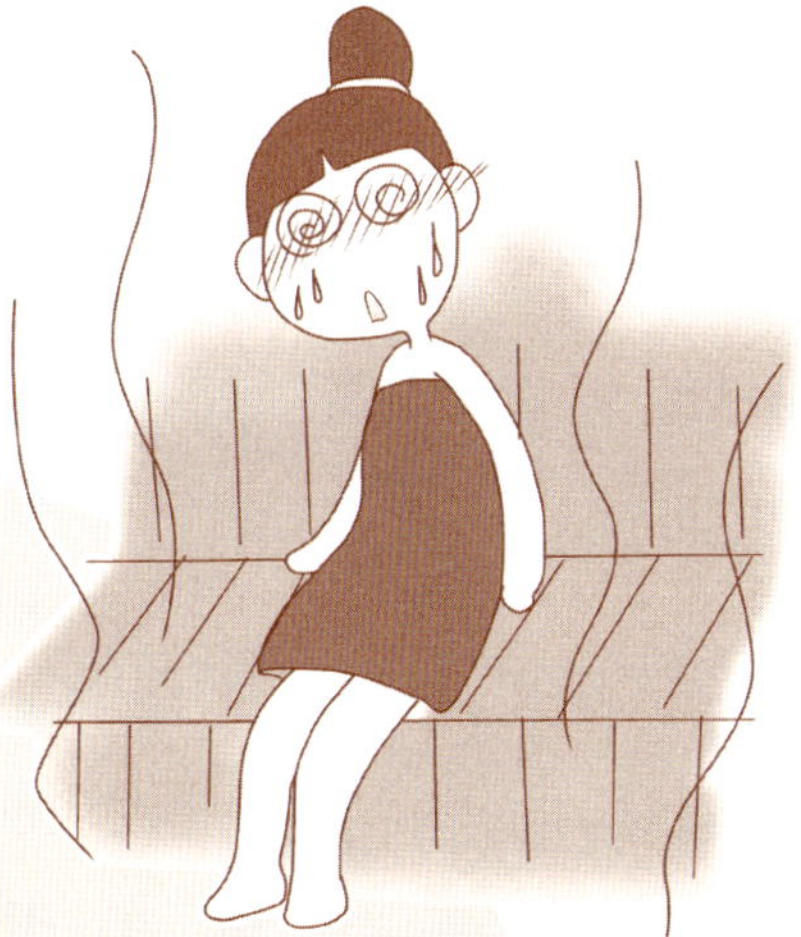

ビリー隊長、身体がもちません！
運動系ダイエット

運動系ダイエットといって頭に浮かぶものの一つに、海外で大流行し、日本でも一大ブームとなった、DVDを見ながら一緒にエクササイズをするものがあります。

このエクササイズは、普段から身体を動かしている人やアスリート系の人には向いているかもしれませんが、普段からあまり運動をしないという人にとっては、かなりハードなものです。

「なんとか頑張ってやろうとしても、エクササイズについていくことができなかった」、「無理してやったら、翌日からひどい筋肉痛になってしまった」といった声を聞きました。

このエクササイズは、しっかりと行えばダイエットやシェイプアップに効果がありますが、肥満気味の人やこれまで運動量が少なかった人にとっては身体への負担が大き過ぎます。無理をして行うと、膝や腰を痛めることもあるので注意してください。

多少辛くても、エクササイズが終了したあとに「心地よい」と思えたり、「またやろう」と思えた人には、向いているダイエット法だと言えるでしょう。

辛いだけだった人、身体に痛みを感じてしまった人にとっては、ずっと継続できるダイエット法ではありません。

辛いと感じるだけのダイエット法や、自分に無理をしているダイエット法は、あなたには向いていないダイエット法です。

まずは、これならば継続できそうだと思えるダイエット法や、自分にとって心地よいと感じられるダイエット法を見つけてください。これがダイエット成功の第一歩です。

そして、そのダイエット法を見つけたら、とりあえず三ヶ月は浮気をせずに実行しましょう。きっとよい結果が得られます。

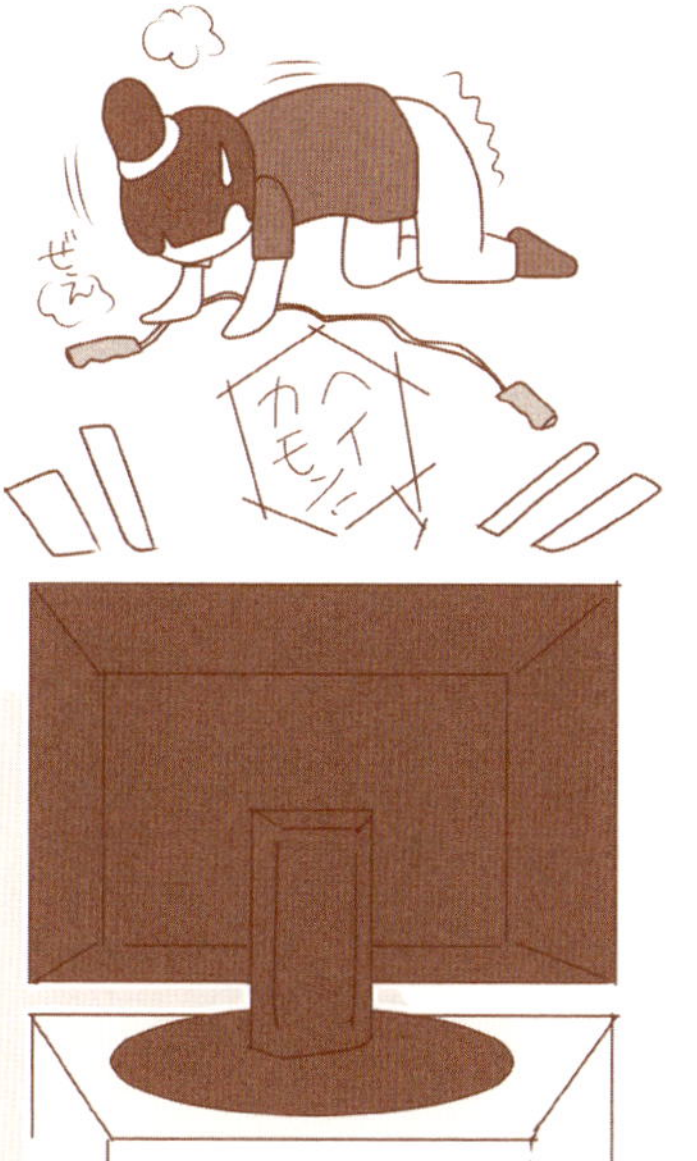

「モデルさんが三日で○○ kg 痩せた！」って本当⁉ ダイエット用サプリメント

現在、さまざまなサプリメントが出回り、ほとんどの人が何らかのサプリメントを飲んでいる、または飲んだことがあるのではないでしょうか？

サプリメントとは基本的に、栄養補助食品または健康補助食品のことを言いますが、このところは栄養素や有効成分、美容成分などが含まれているものもサプリメントと言うようになったようです。

さらに、最近ではダイエット用のサプリメントも数多く登場してきました。「ダイエットにはどのサプリメントがよいのですか？」と質問されることもあります。

ダイエット用のサプリメントにしろ、目的別に売られているサプリメントにしろ、医薬品でも特定保険食品でもないので、私には、何がよいと特定してお答えすることは出来ません。それどころか、サプリメントには何がどれだけ含まれているのかはっきりとわからないものも多いのです。そのようなもの自体が、身体にとっては異物なのでダイエットサプリメントはお勧めしたくありません。

雑誌やテレビ・ラジオで「○日間で××kg痩せる！」と大書きしたダイエットサプリメントのＣＭをよく見かけます。でも実際そんな無茶な減量などしたら身体は確実に壊れてしまいます。そんな不自然な痩せ方に身体が耐えられるわけがないのです。

サプリメントは、飲んでいるときはダイエット効果があるかもしれませんが、やめてしまえば元に戻ってしまいます。そのため一回飲み始めたら、一生飲み続けなければならなくなってしまいます。

そしてサプリメントを飲めば飲むほど、あなたの本来持っている免疫力や抵抗力が低下してしまうという悪のスパイラルになってしまいます。

それでも、これからダイエット用のサプリメントを試してみたいと思っている人は、サプリメントには何が含まれているのかわからないということ、そして飲むのをやめてしまうとリバウンドしてしまうということ、これらのリスクをもう一度よく考えてから決断してください。

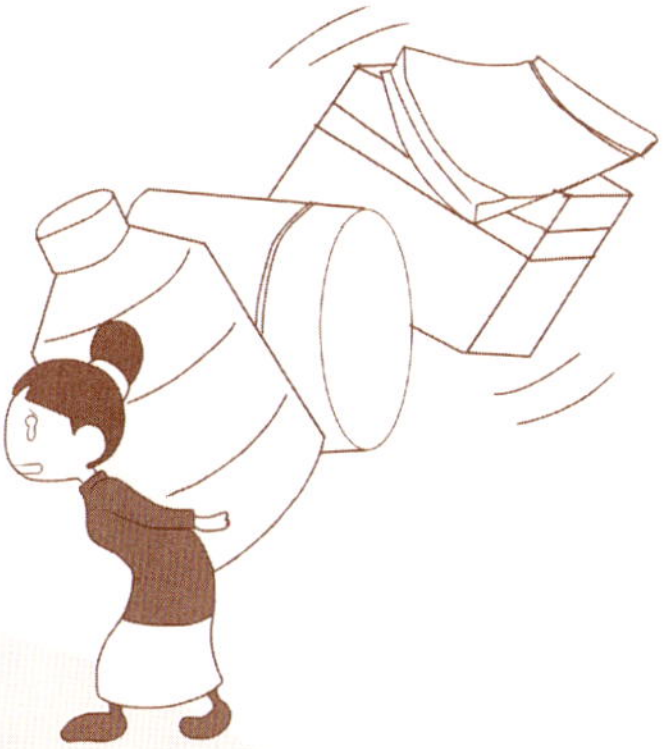

ダイエットサプリメントの中には誇大広告をしている悪質なものもあります。
広告のうたい文句を鵜呑みにしないで冷静な目をもつことも大切です。

空腹との戦い……自分との戦い
断食ダイエット

いろいろなダイエット法がありますが、私はこの断食ダイエットは注意して行なえば、とても身体によいダイエット法だと思います。

断食ダイエットとは、ある一定の期間、固形物を摂らずに過ごすダイエット法のことです。断食の期間は半日〜丸一日間（約十八時間程度・寝ている間は時間に含まれません）のプチ断食から、三日以上の断食などがあります。

Ｓｔｅｐ．６でプチ断食の方法を紹介していますので、チャレンジしてみてください。

実際に三日間の断食ダイエットを体験した人は５kg痩せていました。もちろん、断食後に体重は戻ってきますが、戻り方はとても緩やかでした。

また、断食したことにより、味覚をはじめとする五感が敏感になるので、生野菜などの食材の味がとても美味しく感じられるというのが特徴です。

人間の身体は、数日間栄養を摂らなくても体内に蓄積された栄養によって生命を維持する能力を備えています。このため二、三日断食したからといって健康を害するようなことはありません。

逆に、肝臓や腎臓などの内臓機能を休めることになったり、腸内の宿便や毒素を身体の外に排出するデトックス効果が高まって、身体をリフレッシュしてくれるのです。

ただし、身体に不調があったり、現在何らかの病気で通院している場合は独断で強行せず、断食する前に必ず主治医に相談してから行なってください。

また、断食後はエネルギー不足を補うために、つい過食になってしまうことがありますが、ここは我慢してください。

一気に食べずに、ゆっくりと味わいながら食事を楽しんでください。

ここで食べ過ぎてしまうと、せっかくリフレッシュし健康になった身体にダメージを与えるだけではなく、リバウンドを引き起こすことにもなってしまいます。

断食は、自分の身体と相談しながら正しいやり方で実行しましょう。

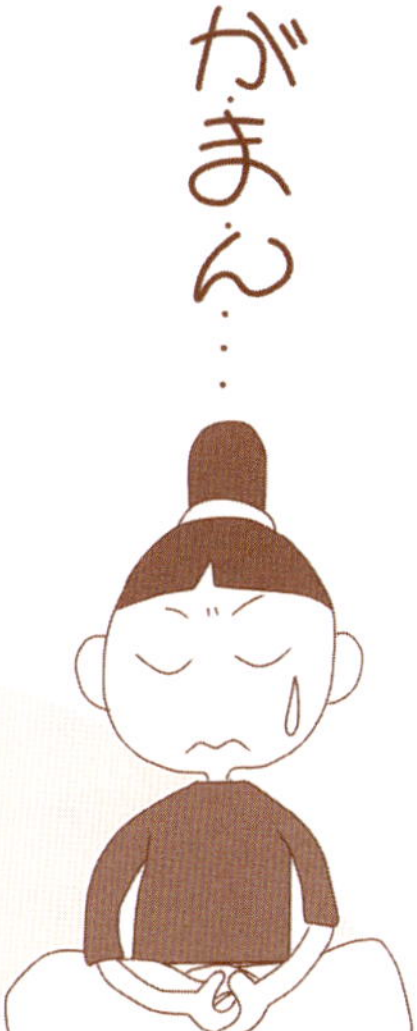

COLUMN

生ものって何を食べる？

Ｓｔｅｐ．２で私は皆さんに「一番はじめに必ず生ものを食べてください」とお願いをしました。

ではこの「生もの」、一体何を食べればよいのでしょう？

「生もの」とは基本的に火を通していないもの。つまり、煮たり茹でたり焼いたりしていないものということです。

一番身近なもので言えば生野菜やフルーツがこれに当たります。

生野菜を使った料理を考えると真っ先にサラダが浮かんでくるでしょう。フルーツに至ってはリンゴ・みかん・バナナ・ぶどう……基本的にはみんな樹からもぎ取った形で食べますよね。これらは全て「生もの」です。

そして、日本人であれば食卓でお馴染みのお刺身。これも当然「生もの」。ただしタコはお刺身であっても茹でてあるものも多くありますので、これは「生もの」には入りません。とにかく一度でも熱をとおしてしまったものは当てはまらないと思ってください。

要するに熱を加えていなければ大丈夫なので、漬物もＯＫ。キムチなどもよいですね。ちょっと意外かもしれませんが干し柿やレーズンといったドライフルーツも「生もの」の括りに入ります。肉料理で言えば生ハムが「生もの」の仲間です。

とは言うものの、食前に生ハムを山盛り食べるというのもあまり現実的ではないので、やはりサラダを摂るのが手軽でよいでしょう。

このダイエットでは一番はじめに食べるものは「生もの」であれば何でも食べてくださって大丈夫。「生もの」の中からあなたが好きな食べ物をチョイスして、好きなだけ召し上がってください！

Step.4

痩せるためのメカニズムを知ろう！

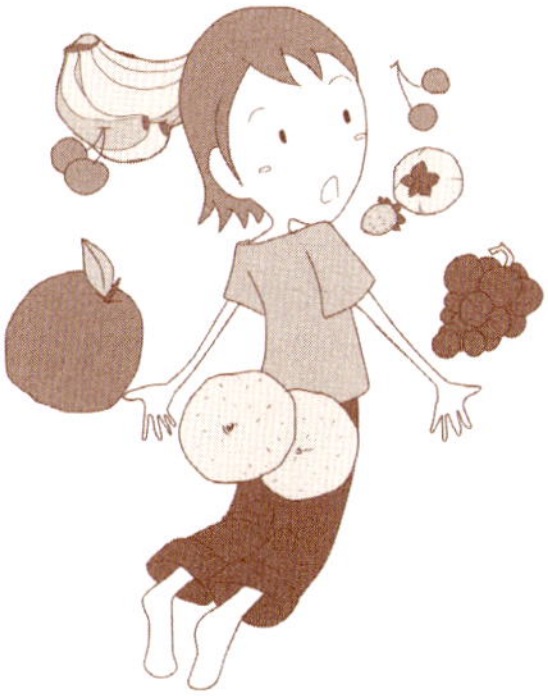

Ｓｔｅｐ．２でお伝えした『お約束』。
なぜこれをやるだけで痩せるのでしょう？
あなたが今おこなっているダイエットを詳しく解説します。

「いただきます」「ごちそうさま」はどうして言うの？

食事をするときに言う「いただきます」「ごちそうさま」は魔法のスイッチです。この言葉を声に出して言うだけで、食材となったものや、その食材を作ってくれた人への感謝の気持ちが自然と湧き、食べ物を粗末にしたり、無駄にしたりすることがなくなります。

そして、食事を美味しいと味わいながら食べるという意識変化が生まれてきます。この意識変化こそ、ダイエットを成功させるポイントなのです。

植物も「きれいな花を咲かせてね！」と話しかけながら水をあげた方が、きれいな花を咲かせるという実験結果があります。

これと同様に、自分に「いただきます」「ごちそうさま」という言葉を日常的に投げかけることによって、自分自身の五感が刺激され目覚めてきます。すると、脳が食事をすることに喜びを感じるようになり、美味しいと味わいながら食べることができるようになります。

さらに「いただきます」と声に出して言うことで、脳に「これから食事をスタートします」という指令を明確に伝えることができます。脳が食事の指令をキャッチすると、自然と唾液が出やすくなってくるのです。

唾液の中には、アミラーゼという炭水化物を加水分解する消化酵素が含まれているため、唾液の出がよくなると自然と消化力が高まります。消化力が高まると腸粘膜での吸収が速やかに行われ、エネルギーとしてすぐに使われるので、体内に脂肪として蓄積されにくくなります。

また、食後に「ごちそうさま」と声に出して自分に言うことは、「これで食事は終了します」と脳に明確に伝えることになります。これは、これまでのメリハリのないダラダラ食いを止めるスイッチオフの合図なのです。

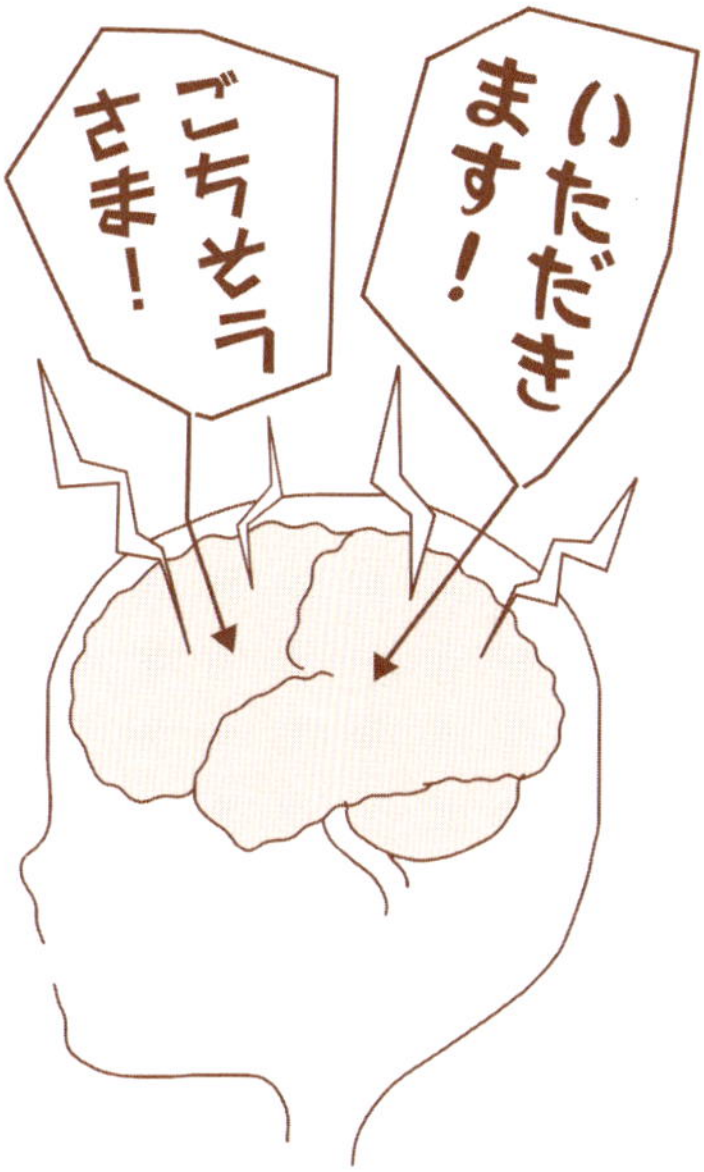

⇩

・唾液の分泌
・消化力ＵＰ！

生野菜に含まれている酵素を活用しよう！

同じメニュー、同じカロリーの食事内容でも、何から食べるかという順番によって、ダイエットに大きな差があらわれてきます。

これまでカロリーにばかり気をとられ、食べ方にはほとんど気を配らなかったという人は、今日から食べる順番を意識して食事をしてください。

例えば昼食にトンカツ定食を食べるとしましょう。

ご飯、味噌汁、お新香、トンカツ、千切りキャベツです。

まずは千切りキャベツから食べてください。千切りキャベツは生野菜（生もの）ですから、この食材自体に酵素が含まれています。

この千切りキャベツの酵素を活用しながらトンカツを食べることで、自分の消化酵素を温存することができるようになります。

温存された酵素は代謝へとまわされ、脂肪が燃焼されやすくなり、その結果、体脂肪が減ってダイエット効果が高まります。さらに、酵素の無駄遣いをなくすことは老化予防にもつながります。

千切りキャベツを食べる量は、トンカツと同量を目安にしてください。先にお皿のキャベツだけをおかわりして食べてから、次にトンカツを食べ、最後にご飯を食べるようにしましょう。

どうしても先に千切りキャベツだけを先に食べきれない場合には、最低でも三口は千切りキャベツを食べるようにしてください。意識して生ものから食べる習慣をつけるだけでも違いが出てきます。

もし、食卓に生ものがない場合には、食前に生フルーツを食べてから食事をすることをお勧めします。食材の酵素を活用することは、それほどダイエット効果のある食べ方なのです。

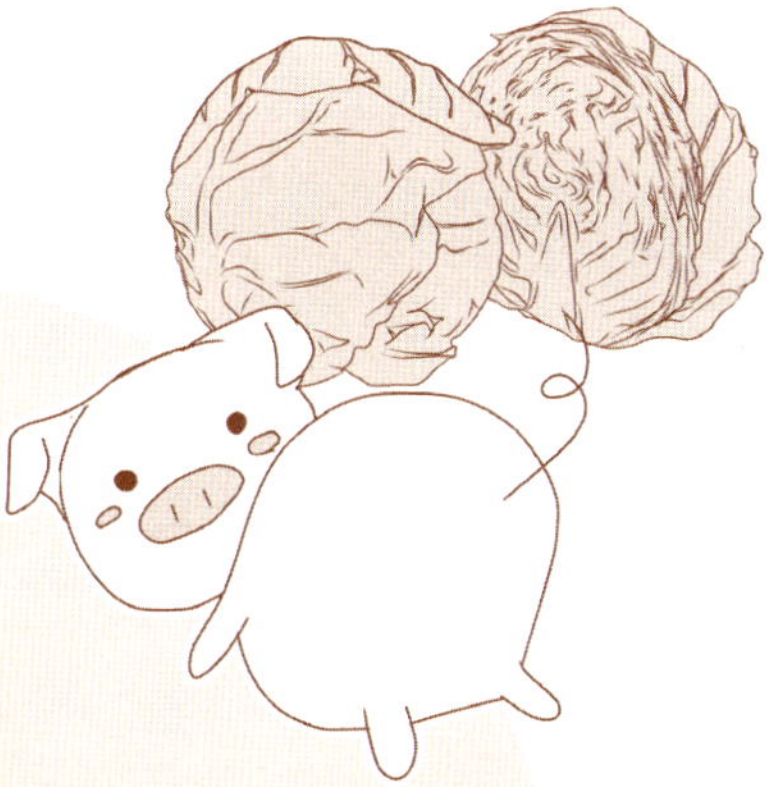

土地のもの、旬のものに含まれている酵素の量に注目！

その土地で収穫されたばかりの食材や旬の食材は栄養価が高く、香りも味も豊かですから、私たちの五感を刺激し、味わうという大きな喜びを与えてくれます。自分にとってのごほうびだと思ってどんどん食べましょう。

また、これらの食材には酵素が通常のものよりも多く含まれているということを覚えておいてください。

食材によって、旬のころと旬以外では、食材に含まれている栄養素や酵素の量が倍以上違うものがあります。同じ食材を食べるのであれば、酵素を多く含んでいるときに積極的に食べて酵素を上手に活用できるように、いつごろ、どんな食材が旬をむかえるのかを知っておくとよいでしょう。ここでいくつかご紹介しましょう。

夏に旬をむかえる野菜は、ピーマン、きゅうり、おくら、トマト、なす、とうもろこし、ゴーヤなどです。これらの野菜は、熱を放出する作用もあります。

冬に旬をむかえる野菜は、大根、かぶ、ごぼう、れんこん、にんじんなどの根菜類のほか、白菜、春菊、ブロッコリー、ネギ、小松菜などです。根菜類には身体を温める作用もありますので、冬でも代謝を高めてくれます。

フルーツにも、それぞれに旬の季節があります。旬のフルーツを楽しめるようにいくつかご紹介しますので参考にしてください。

冬から春に旬をむかえるフルーツは、みかんなどの柑橘類やイチゴです。

春から夏に旬をむかえるフルーツは、びわ、さくらんぼ、メロン、スイカ、あんず、すもも、桃などです。

夏から秋に旬をむかえるフルーツは、ぶどう、いちじく、梨、柿、栗などです。

秋から冬に旬をむかえるフルーツは、りんご、柿、洋なしなどです。

その他、秋にはサンマ、冬にはフグやブリというように、魚類にも旬がありますので、買い物をする際にはチェックしてみてください。

旬の食べ物

春

野菜：アスパラ、菜の花
たけのこ
果物：いちご、キウイ
グレープフルーツ
魚：マダイ、マナガツオ
メバル

夏

野菜：青とうがらし、冬瓜
ズッキーニ
果物：いちじく、びわ
パイナップル
魚：アユ、カツオ
スルメイカ

秋

野菜：いも類、きのこ類
チンゲンサイ
果物：ざくろ、かりん
ブルーベリー
魚：サンマ、サバ、サケ

冬

野菜：ネギ、白菜、大根
レタス
果物：柑橘類
魚：タラ、ブリ、アンコウ

朝の生のフルーツは「食べたうち」にはいらない!?

「朝食は金、昼食は銀、夕食は銅。朝食は一日のはじまりなので、しっかりと食べましょう」と言われています。これは成長期の子供にとっては大切なことですが、成人にとっては、必ずしも正しいとは言えません。

人間の自然なサイクルに「サーカディアンリズム（76ページに紹介）」があります。人間の身体は一日の中で吸収・代謝・排泄を分けて活動しているというものですが、朝は排泄の時間にあたるため食事をするとそれらの時間が狂ってしまい、リズムが不規則になってしまうのです。

そのなかでも生ものだけは別。これにはそこに含まれている酵素が大きく関係してきます。生ものの中の酵素が自己消化を行うため身体のリズムに影響が出ないのです。

特におすすめなのが生フルーツ。甘くて瑞々しいフルーツは一見太りそうに思われがちですが決してそんなことはありません。

生フルーツには、食物繊維、ミネラル、ビタミンなどが豊富に含まれているため、排泄を促してくれる効果があります。つまりこの時間帯に生フルーツを食べることによって、デトックス効果をさらに高めることができるのです。

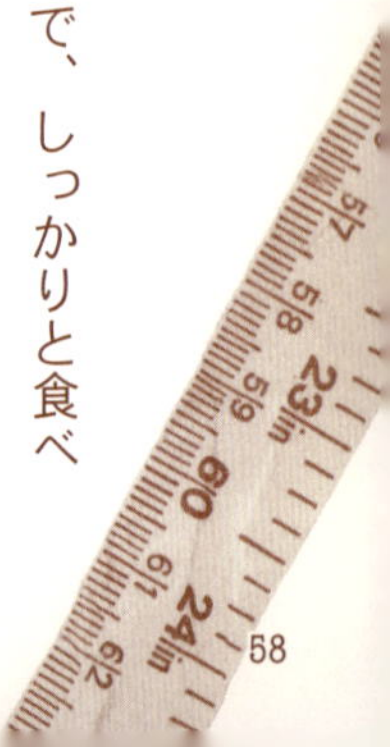

次に、生フルーツは自己発酵できるほど、他の生の食材よりも酵素を多く含んでいることが挙げられます。生フルーツ自体の酵素で自己消化してくれるので、食べたうちに入りません。バナナだったら十本ぐらいは食べても大丈夫です。あなたの酵素は代謝に使うことができるので、ダイエット効果も高まります。

さらに、生フルーツに含まれている果糖は、体内に入るとブドウ糖に変化し、吸収されて脳を活性化させる役割を果たします。朝からしっかりとブドウ糖を吸収することができるので、頭はスッキリと活発に働いてくれます。

最後に、生フルーツは、決して食後のデザートとして食べないでください。先に食べた物が胃の中にあると、消化できずに発酵し腐敗してしまいます。人によってはこれが胃もたれの原因ともなります。

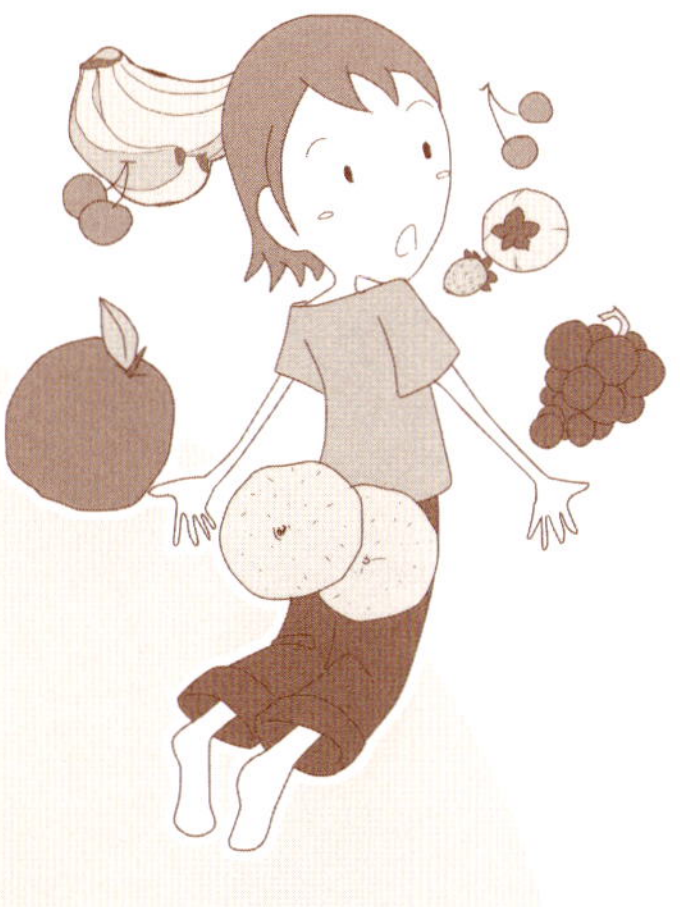

昼は好きなものを召し上がれ！

ダイエット中だからと昼食を控えめにしたり、好きなものを我慢したりするのは、健康面や精神面、ダイエットを成功させるためにもよいこととは言えません。我慢する状態が継続すればするほど、ダイエットの天敵とも言えるストレスが溜まってしまいます。

人間の身体は昼食時間には栄養素を吸収する体勢に入ってきます。摂取したものは身体がしっかりと消化し吸収してくれるので、安心して食べたいものを食べてください。ストレスを溜めるよりも、ダイエット効果が期待できます。

でも、食べたいものを食べてもよいと言われても、不安を感じてしまう人は少なくないようです。ここでちょっとした食べ方の工夫をご紹介しましょう。

まず、「いただきます」と言って、最初に生野菜や刺身などの生の食材をすべて食べてください。生野菜などの量については制限はありませんが、おかずと同じ分量の生野菜を食べるように心がけましょう。次に汁物、おかず類を食べ、最後にご飯を食べるようにしてください。このとき、満腹感がある場合には、無理にご飯は食べずにやめると、よりダイエット効果が期待できます。

外食のときなど、先に生野菜だけをすべて食べるのが難しいといった場合には、最低三口は先に生野菜を食べるように意識してください。

コロッケやカツなど揚げ物を食べるときは、可能な限り同じ分量に近い生野菜を食べたあと、揚げたてを食べるようにしましょう。揚げてから時間が経ったものは、油が酸化しているので、摂取すると体内で脂肪になってしまいます。

加工品や化学調味料など、自然界にないものを摂取すると、体内ではこれらを異物だと判断し、消化するとき以上の酵素を使って解毒作業を行うことになります。このため、できるだけ調理法がシンプルなものを食べるようにしましょう。

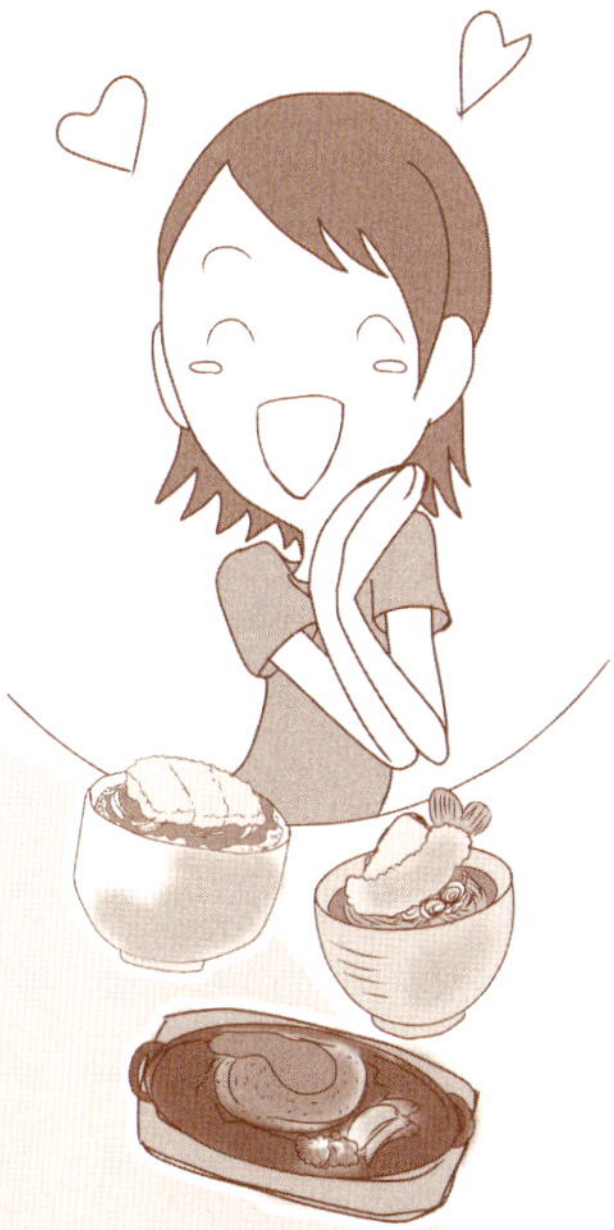

食事はどうして寝る二時間前までに終わらせるの？

人間の身体の自然なサイクルから見ると、夜の八時から翌朝の四時までは代謝の時間帯にあたります。

この時間帯に食事をすると、本来代謝のために使われるはずだった酵素が消化のために使われてしまい、代謝機能が低下してしまいます。

その結果、燃焼されるはずだったエネルギーが体内に蓄積され、脂肪になってしまうのです。

さらに、就寝の二時間前までに食事を終わらせておかないと、胃の中で食べ物を消化している状態のまま眠りにつくことになるので、熟睡することができず、翌朝、胃もたれの原因ともなります。

とは言っても、仕事などの関係で、どうしても夕食が八時以降になってしまうという人も多いと思います。

夜食の時間帯となる場合には、消化するのに四時間ほどかかる肉類などのたんぱく質や脂肪を多く含んだお料理は、避けてください。

レトルト食品やインスタントラーメンなども、さまざまな調味料や香辛料、添加物などが含まれていて消化に時間がかかります。これらの食品は食べないようにしましょう。

消化によいのは、魚類、豆類、卵類などの良質のたんぱく質のほか、穀物や野菜類です。これらの食材をできるだけシンプルな調理法で摂るようにしてください。

さらにダイエット効果を高めたい人は、その日の夕食は「ご飯」なら「ご飯」だけ、「おかず」なら「おかず」だけにしましょう。するとその分、消化が早くなり消化酵素が節約できるため、酵素を代謝にまわすことができます。

食べものの消化時間

白米がゆ	1時間45分
ご飯（白米）	2時間15分
蒸しパン	2時間
焼きパン	2時間45分
蕎麦	2時間30分
餅	2時間30分
ジャガイモ	2時間30分
うどん	2時間45分
半熟卵	1時間30分
生卵	2時間30分
お刺身	2時間30分
玉子焼き	2時間45分
すき焼きの牛肉	2時間45分
かまぼこ	3時間15分
豚肉	3時間15分
ステーキ（牛肉）	4時間15分
バター（50g）	12時間！

自分の身体をクリアーに！
五感すべてで味わう『感食』

仕事をしながらのダラダラ食いや、仕事の合間にただ空腹感を満たすだけ、胃に食べ物を詰め込むだけの食事の仕方はもうやめてください。

食事をするということは自分自身を喜ばせ、心も豊かにしてくれる行為です。イヤイヤ食事をするのではなく、日ごろから、楽しい、幸せだと感じる気持ちを大切にした食事を心がけてください。

そのためにはまず、よく噛むことからはじめましょう。

よく噛むことで、唾液アミラーゼが分泌され、胃腸内での消化吸収がよくなります。

こうすることで時間をかけて食事をするようになるため、これまでと同じ食材、同じお料理であっても、味わうことの楽しさや食材への興味が湧いてきます。

さらに、食材の歯ごたえ、味、香りを新鮮に感じるようになり、あなた自身の五感が刺激され目覚めて食事を五感で感じながら食べること、つまり「感食」ができるようになります。

そしてもう一つ、噛むことで脳への刺激も活発になり、満腹感が得られやすくなります。これはすべてダイエットにも効果のあることです。

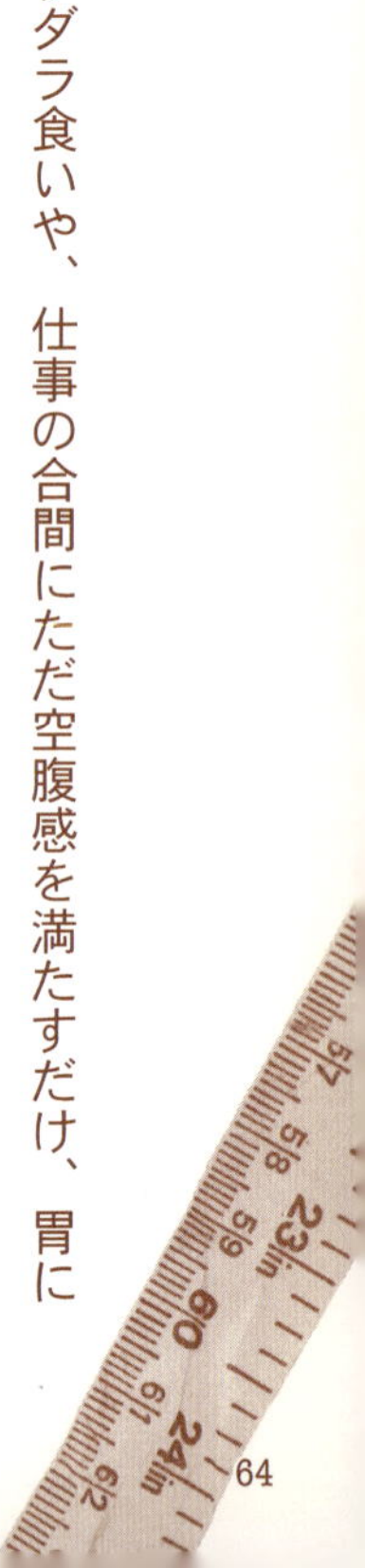

よく噛んで、ゆったりとした食事ができるようになったら、次は食べる前に食卓に並んでいるお料理を目で楽しむ習慣をつけましょう。

視覚から得た情報によって、食べたときの味が左右されるほど、視覚は食事をするうえでかなり大きなウエイトを占めています。

脳は視覚からの情報を素直に信じてくれますので、ご飯などはこんもりと盛りつけて多めに見せることで、たっぷりとご飯を食べるのだと脳に認識させれば、少しの量でも満足感を得ることができます。

そして最後に、楽しく、味わいながら、豊かな食事をするためには、好きな人と好きなものを食べることです。これまで以上に食事の時間を大切にしてください。

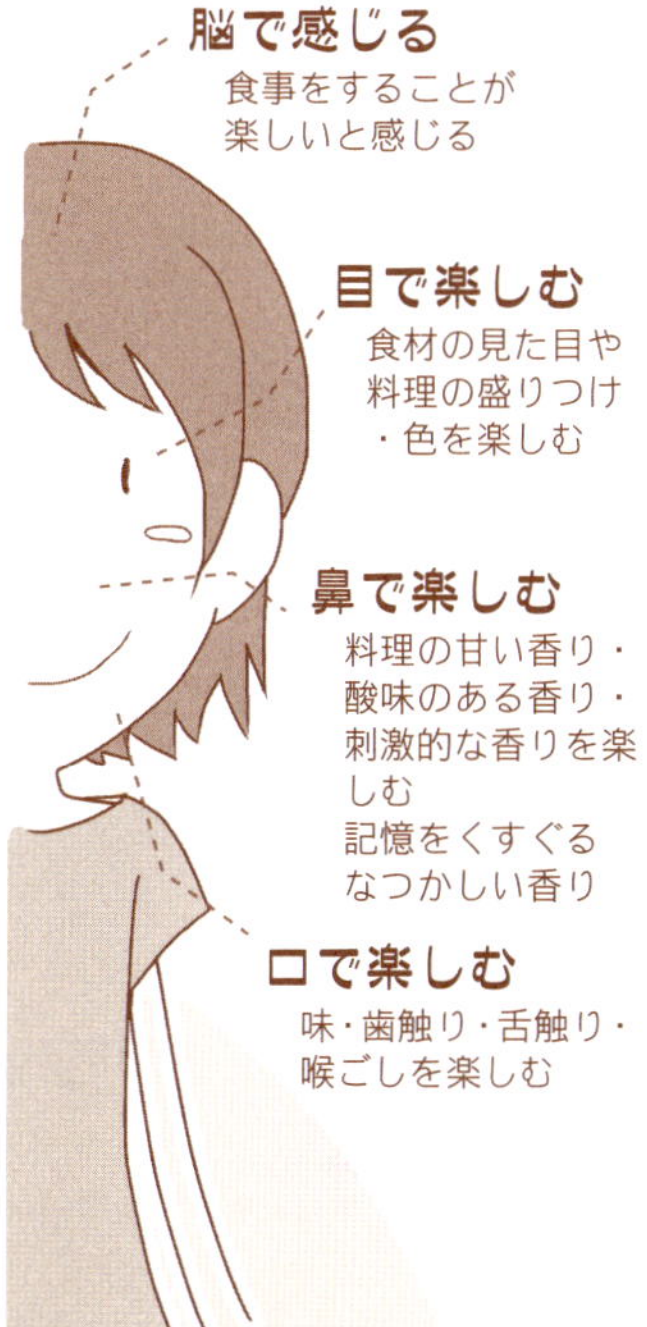

脳で感じる
食事をすることが
楽しいと感じる
目で楽しむ
食材の見た目や
料理の盛りつけ
・色を楽しむ
鼻で楽しむ
料理の甘い香り・
酸味のある香り・
刺激的な香りを楽しむ
記憶をくすぐる
なつかしい香り
口で楽しむ
味・歯触り・舌触り・
喉ごしを楽しむ

体温を上げることの重要さ

ダイエット効果をアップさせるためには、日常生活のなかでいかに自分の身体を痩せやすい身体にするかが大切です。

痩せやすい身体とは、代謝機能が高まり、エネルギー代謝が活発に行える状態のことです。これは、今現在の体温を1℃上げるだけで可能になります。

日常生活のなかでできる体温を上げるための具体的な方法としては、夏でも温かい飲み物や食べ物を積極的に摂取するほか、少し汗ばむくらいのスピードで二十分以上のウォーキングや、額が汗ばむくらいの簡単なストレッチ、唐辛子など発汗作用のある食材を摂る、などいろいろありますが、そのなかでも半身浴は心地よく体温を上げることができる方法です。これは自宅のお風呂で手軽にできるものですので、是非行ってみてください。

湯船にゆったりとつかり身体を温めることは、体温を上げるだけではなく、一日の疲れを癒し、心も身体もリフレッシュしてくれる効果があります。

冬は寒いので湯船に入り身体を温めている人でも、夏はシャワーだけという人も少なくありませんが、夏こそ湯船にしっかりとつかってください。

夏は冷房や冷たい飲み物の摂取などで、あなたが思っている以上に身体は冷え、代謝機能も低下しているのです。

38℃～40℃ぐらいのお湯に二十分～三十分程度、心臓よりも下だけつかってください。このとき、両手も湯船に入れて温めるようにしましょう。そのうちじんわりと汗をかいて、身体の中から温まり、しっかりと体温も上がってきます。

この時間帯はリフレッシュタイムですから、好きな音楽を聴いたり防水加工がしてあるポータブルテレビなどを見るのもよいでしょう。湯船に入りながらできる軽いストレッチを行なうのもよいでしょう。自分が一番楽しめる方法を見つけてください。

あなたが食べたレモンやみかんの皮などをあらかじめ天日で干して入浴剤代わりにすると、さわやかな香りを楽しむことができて楽しいですよ。

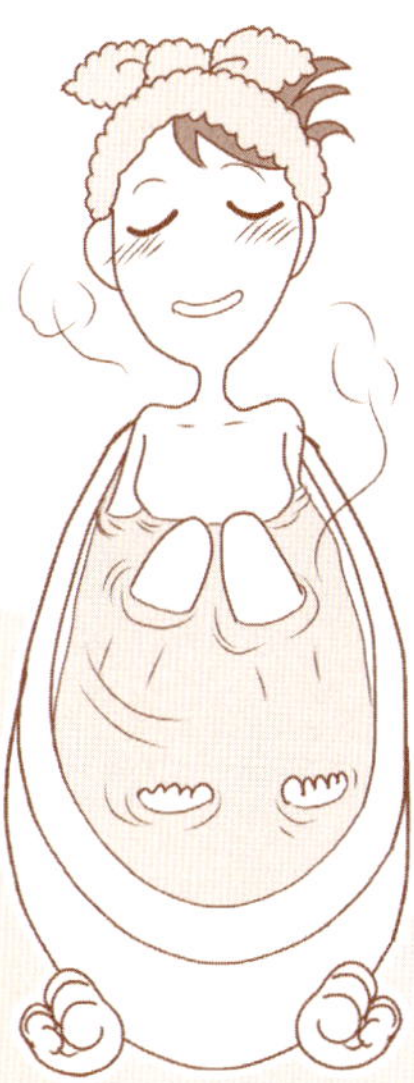

食事時間の雰囲気で作る「自然な身体」

食事は毎日のことです。この毎日の食事の積み重ねが、あなたの身体に大きな影響を与えているのです。

ですから、食べる食材や調理法、食べ方、食べる順番が重要であることは今までお話してきましたが、これ以外にもう一つ重要なことがあります。

それは、どのような雰囲気で食事をするかということです。

一人でカロリー計算をして、あまり食べたくないものを無理に食べるよりも、楽しく食事のできる相手と一緒に、好きな場所で、美味しいと感じるものを食べることのほうが、ダイエットには効果的です。

心地よいと思う雰囲気のなかで食事をすると、体内での消化活動が活発になることも立証されていますので、あなたが誰と、どこで、何を食べると楽しいと感じる食事ができるかを積極的に見つけ、実践してください。

日本料理を代表する会席料理や、一つのお鍋をみんなで食べる鍋料理などは、とても理にかなったお料理です。

時には、誰かと一緒に食事をしたくても、一人で食事を摂ることもあると思います。そのようなときには、自分の好きなお皿や器にお料理を盛り付けて食卓を飾りましょう。買ってきたお弁当でも、お皿に並べ替えるだけで豊かな食事に変身します。

食前に食べるフルーツを食卓に並べるだけでも、華やかな雰囲気の食事が楽しめます。

そのほか、好きな香味野菜を上手に使い、香りを楽しみながら食事をする工夫も効果的です。自分なりのアレンジを楽しみながら見つけてください。

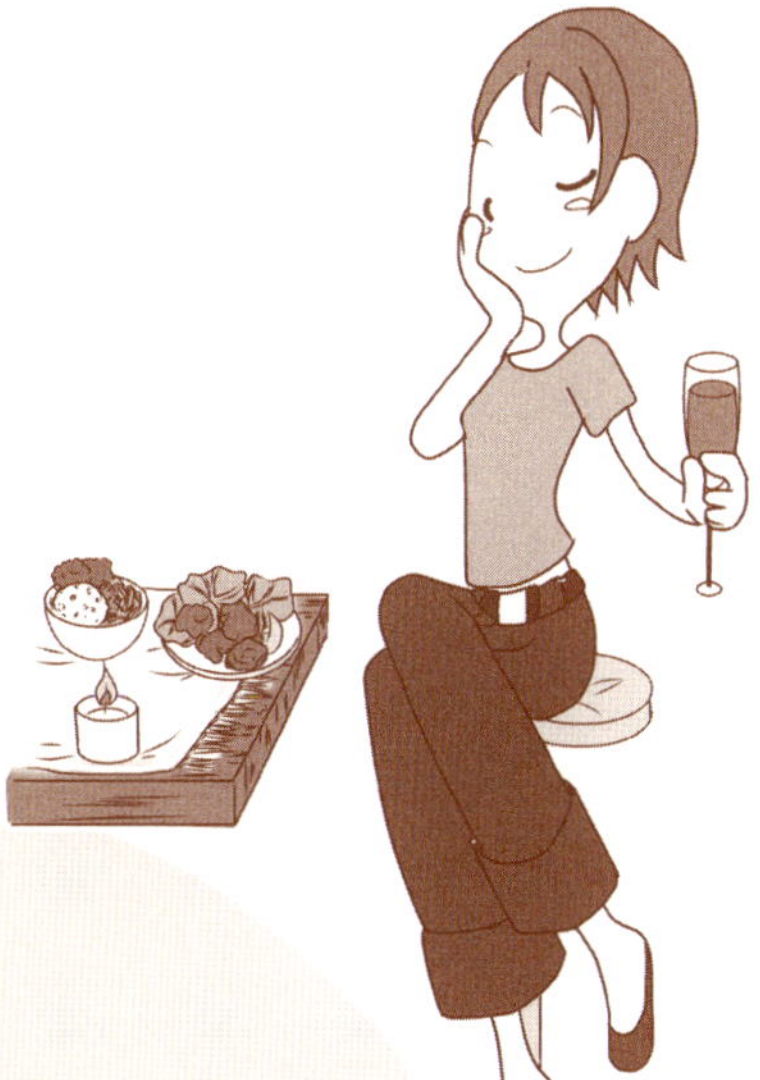

栄養のバランスは一週間単位で考えよう！

ダイエット中なのに、仕事での会食や友人からの誘いで、暴飲暴食してしまうことは多々あるでしょう。

それをきっかけにダイエットを挫折してしまったという人もいるかもしれませんが、一日や二日暴飲暴食したからといって心配することはありません。

今日摂取したものが、翌日すぐに肉や脂肪となって体内に蓄積されるわけではありませんので、翌日の体重計のグラム数に振り回されないでください。

それでも心配だという人は、逆に丸一日何も食べなかったときのことを想像してみてください。翌日すぐに筋肉がおちたり、脂肪が減ったりしているかといえば、そんなことはありません。

暴飲暴食してしまった翌日は少し食事を制限して、前日とのバランスをとればプラスマイナス・ゼロになります。

暴飲暴食が二日続いたら翌日から二日間、いつもより食事を控えめにすればよいのです。一週間の食生活を見直して暴飲暴食していなければ大丈夫ですから、数日暴飲暴食したからといって、ダイエットをあきらめる必要はありません。

健康を保つために大切な栄養バランスも同様です。今日一日で三十品目摂取でき

1週間の流れで考えてみる

MONDAY
朝・昼…通常
夜　…**女子会**　飲み過ぎ！

調整

TUESDAY
朝・昼…軽くする
夜　…**パーティー**　食べ過ぎ！

WEDNESDAY
朝　…通常
昼　…**ランチビュッフェ**
夜　…軽くする

調整

THURSDAY
朝・昼・夜…軽くする

調整

FRIDAY
朝・昼・夜…軽くする

調整

SATURDAY
朝・昼…軽くする
夜　…通常

SUNDAY
朝・昼・夜…通常

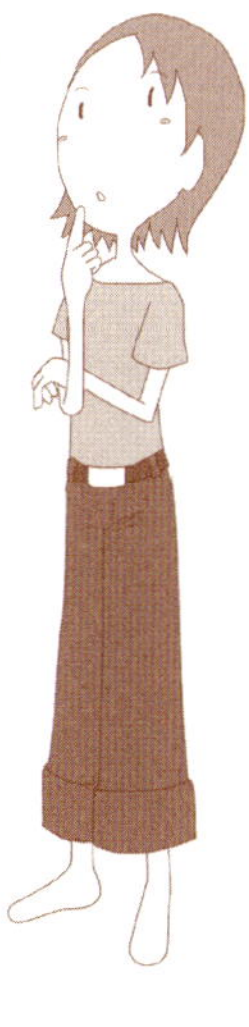

なかった、必要な栄養素を一つ、二つ摂れなかったからといって、すぐ翌日に病気になるようなことはありません。

一週間の食生活で、栄養バランスのとれている食事ができていれば、何の問題もないのです。

一日に必要とされている栄養素をすべて摂取しようとすることのほうが困難で、ストレスになります。栄養のバランスにばかり気を遣う食事よりも、楽しく美味しく、味わって食べる食事の方が、ずっとよい栄養を身体に与えてくれるはずです。

COLUMN

流動食は最も太る?!

ちょっと極端なお話ですが、固形の食べ物とそれをミキサーで流動食にしたもの、どちらが太ると思いますか？

正解は流動食。ちょっとビックリしませんか？

理由は「噛まない」というところにあります。

「よく噛んで食べる」というのは私たちも小さい頃から親に言われてきましたが、この噛むという行為には消化を助けるだけでなく、体内のエネルギーを上げる（体熱放散）という働きもあります。

よく噛んだ食べ物は唾液中のアミラーゼによってブドウ糖へと変化し、ブドウ糖はすぐにたんぱく質やエネルギーに変わっていきます。この速度がよく噛んだときと全く噛まないときで倍くらい違うのです。

また、太る理由に「食べた気がしない」というところも大きく挙げられます。何を食べているのかを視覚で判断できないということは、脳にも不満足感を与えます。食材に対する「いただきます」の気持ちが働きづらいのも食べた気にならない一因でしょう。

そして流動食は固形よりも腹持ちがよくありません。つまりお腹が空く時間が非常に早いのです。そうなると当然次の食事時間が早まります。場合によっては間食までしてしまうかもしれません。……これらが「流動食は太る」としたゆえんです。

以前、「手軽にバランスよく栄養補給を！」というキャッチフレーズの超有名バランス栄養食を使ってダイエットをはじめたという方にお会いしたことがあります。「一日に必要な栄養素は入っているし、胃を小さくするにはいいかと思って」というのがその方の持論。でも結果は失敗に終わりました。……理由はもうおわかりですね？

Step.5

詳しく知りたい！
身体のこと＆栄養のこと

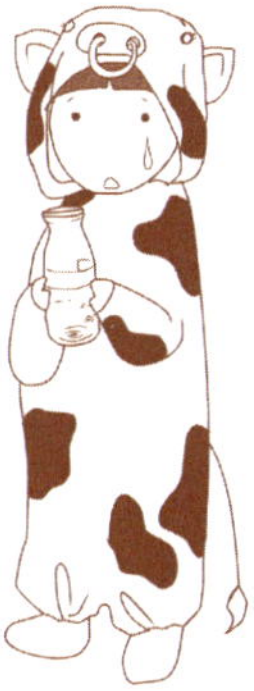

太ってしまったのは、「正しい食事方法」を知らなかったため。
あなたの体の中で何が起こっているのかを知れば、痩せるのは難しいことではないんです。

なぜパンよりもご飯がいいの？

近年、日本人の食生活が欧米化したことで、乳がんになる人やメタボリックシンドロームになる人が増加したと問題視している医学関係者も少なくありません。

これは、欧米化した食生活が農耕民族である日本人の体質には合っていないためだと考えられています。また、日本人は欧米人に比べ、肉や乳製品を消化する酵素の量が少ないことも分かってきました。

ここ数十年の間にパン食の人が増加したことにより、主食であるご飯も食べる人が減少したようで、お米の消費量が確実に減ってきています。

そこで、主食であるパンとご飯にはどのような違いがあるのか、それぞれの食材を比較してみることにしましょう。

ご飯はお米と水だけで調理されるのに対し、パンは小麦粉、ドライイースト、油（ショートニングやバター）、砂糖、塩、水など五種類以上もの食材が含まれています。

パンのほうがご飯よりも多くの食材が含まれているため、体内で消化するのにより多くの酵素が必要となります。

また、小麦粉は身体を冷やす作用があるため、代謝機能を低下させる可能性があります。これに対し、ご飯は身体を温める作用があるので、代謝機能を高めたり、免疫力をアップさせたりする効果が期待できます。

　最近ではお米で作ったパンも販売されていますが、パンにするためにドライイーストや塩など、ご飯よりも多くの素材が含まれていますので注意してください。

　水田で栽培され、水を多く使って炊くご飯は湿度の高い日本の気候に、さらには、そこに暮らす日本人の体質によく合っています。それに対して、小麦は乾いた大地で作られるドライなもの。これは乾燥した空気を持つ欧米の風土によく合い欧米人の体質になじんでいるのです。このことからも日本人には遺伝子的にお米が身体に適しているのです。

　脂肪を燃焼しやすい身体にするためにも、一日一回はご飯を食べるようにしましょう。

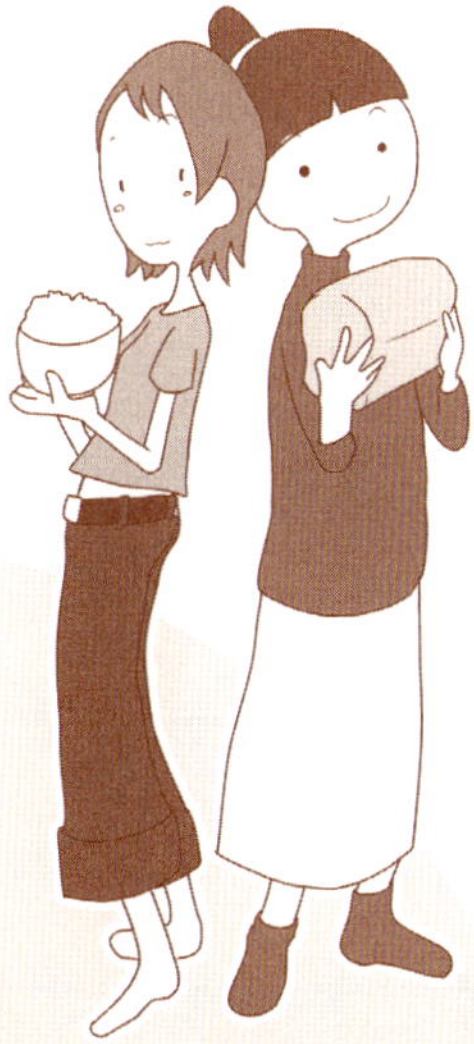

サーカディアンリズムってなに？

ここで何度か出てきている「サーカディアンリズム」について詳しくお話ししましょう。

自分の身体を健康に保ちながら無理なくダイエットするためには、人間の身体の自然なサイクルを知っておくこと、そして、このサイクルに添った食生活を実践することが重要です。

人間の身体の自然なサイクルとは、一日を八時間ごとに排泄・吸収・代謝の三つに分類したもののことで、これを「サーカディアンリズム」と言います。

朝の四時から昼の十二時までの八時間は排泄時間です。朝食はちょうどこの排泄の時間帯にあたります。

このときにしっかりと朝食を摂ってしまうと、身体は排泄を後回しにして、消化を優先させてしまいます。朝食は、食材が持っている酵素で自己消化できる生フルーツを食べるようにしてください。

ただし、成長期の子供はこれに当てはまりません。成長期はこれから身体を作る大切な時期ですので、朝食もしっかりと食べてください。

昼の十二時から夜の八時までの八時間は吸収時間です。昼食時はこの吸収の時間帯になりますので、好きなものをしっかりと食べてください。トンカツなどの揚げ物でも、先に同じ分量の生野菜を食べれば大丈夫です。通常の食事でも生野菜や刺身など食材自身に酵素が含まれているものから先に食べる習慣をつけると、ダイエットへの効果もより期待できます。

夜の八時から朝の四時までの八時間は代謝時間です。代謝時間に食事をすると、本来代謝に使われるべき酵素が、消化のために使われてしまいますので、夕食は夜八時前までには終わらせるようにしましょう。

どうしても夕食が八時以降になってしまう場合には、寝る二時間前までに夕食を終えるようにしてください。食材自身に酵素を含んでいる生野菜や刺身など、消化によいものを食べるようにしましょう。

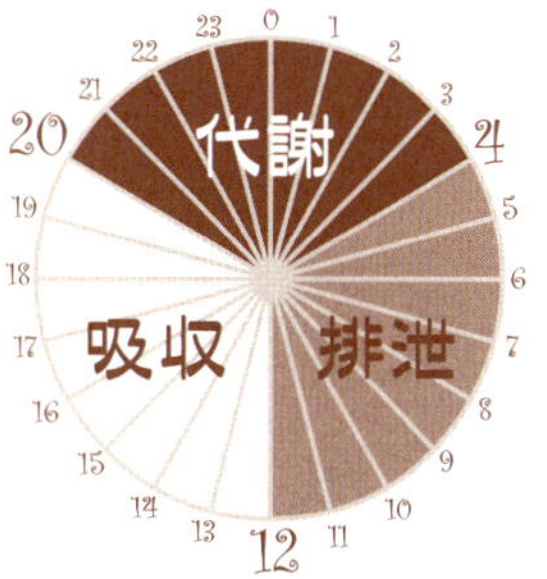

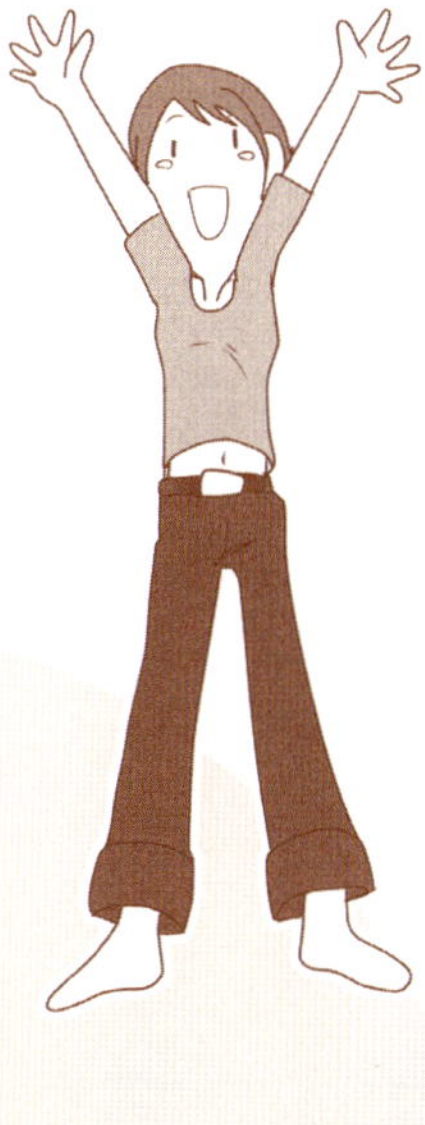

食品添加物は身体をさびさせる

食品添加物とは、食べ物を加工したり、保存するときに使われる化学物質のことを言います。

用途名で言うと、甘味料、保存料、着色料、化学調味料、増粘剤・安定剤、酸化防止剤、発色剤、漂白剤、防かび剤などです。

食品パッケージの裏面などには、甘味料はサッカリンＮａ、保存料は安息香酸Ｎａ、着色料はアナトー色素、酸化防止剤はエリソルビン酸Ｎａ、発色剤は亜硝酸Ｎａ、漂白剤は亜硫酸Ｎａ、化学調味料はアミノ酸調味料などと表示され、一般の人には分かりにくくなっています。

これらの食品添加物は化学的（人工的）に作られたものが多く、これらは自然には存在しないものです。

自然に存在しないものが私たちの身体に入ると、体内ではそれらを異物として認識し、食品添加物をすべて解毒するために、大量の酵素を使わなければならなくなります。

この状態が続くと、当然のことながら身体の衰えは通常よりも早まり、老化がどんどん進行していきます。

それでも食品添加物を摂取し続けると、体内では解毒しきれなくなり、毒素が身体に蓄積されていきます。この結果として、身体はどんどんさびてしまうのです。

現代の食生活を考えると、食品添加物の入っていないものを選ぶのは、かなり難しくなっていますが、できるだけ食品添加物の入っていないもの、入っていても量の少ないものを選ぶように、普段から心がけてください。

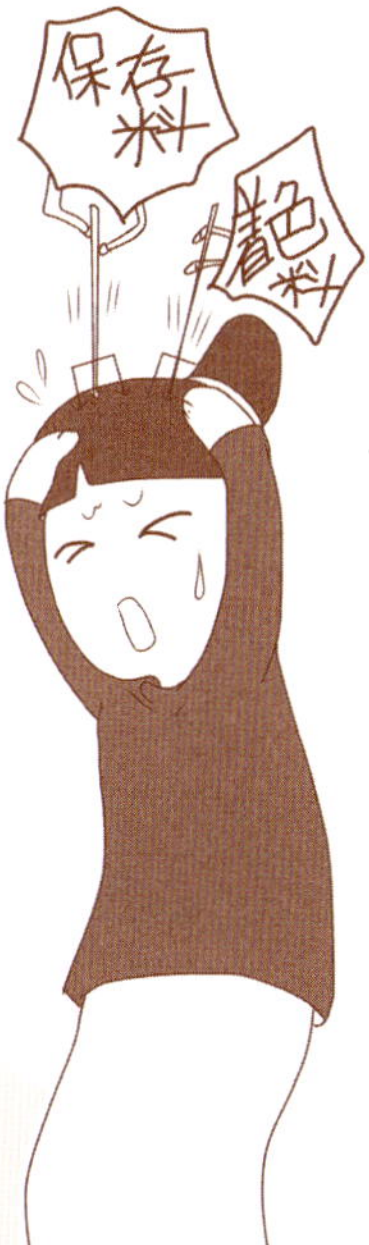

加工品よりも本物を！

健康やダイエットのことを考え、バターは脂肪分が多いから食べないけれど、マーガリンなら脂肪分も少ないので身体によいと思って食べている人は、かなり多いように感じます。

もちろん、バターは脂肪分が多いので、食べ過ぎると体内に脂肪として蓄積されてしまいますが、それよりもさらに身体に悪いのは、バターの代用品として登場したマーガリンなのです。

マーガリンは、精製した植物の油に、発酵乳、食塩、ビタミン類などを加えて、人工的に練り合わせた加工品ですから、胃に入っても消化することができません。

消化できないマーガリンは、体内で異物とみなされ、解毒されて体内から排泄されることになります。異物を身体に取り込むことが、どれだけ自分の酵素を無駄に使い、身体にダメージを与えるかということは、これまで何度も繰り返しお話してきたとおりです。

さらに、植物から抽出した油はマーガリンになる過程でどんどん酸化し「トランス脂肪酸」になります。このトランス脂肪酸は善玉コレステロールを減らし、悪玉コレステロールを増やして、高血圧や心臓疾患を引き起こす要因となっているとも言われる有害物質なのです。

欧米では、トランス脂肪酸が健康に被害を及ぼす可能性があると指摘され、マーガリンの販売に規制があるほどです。

カロリーや脂肪分の数字だけに惑わされないでください。これまでの「バターよりもマーガリンのほうが身体によい」という間違った認識は捨てましょう。

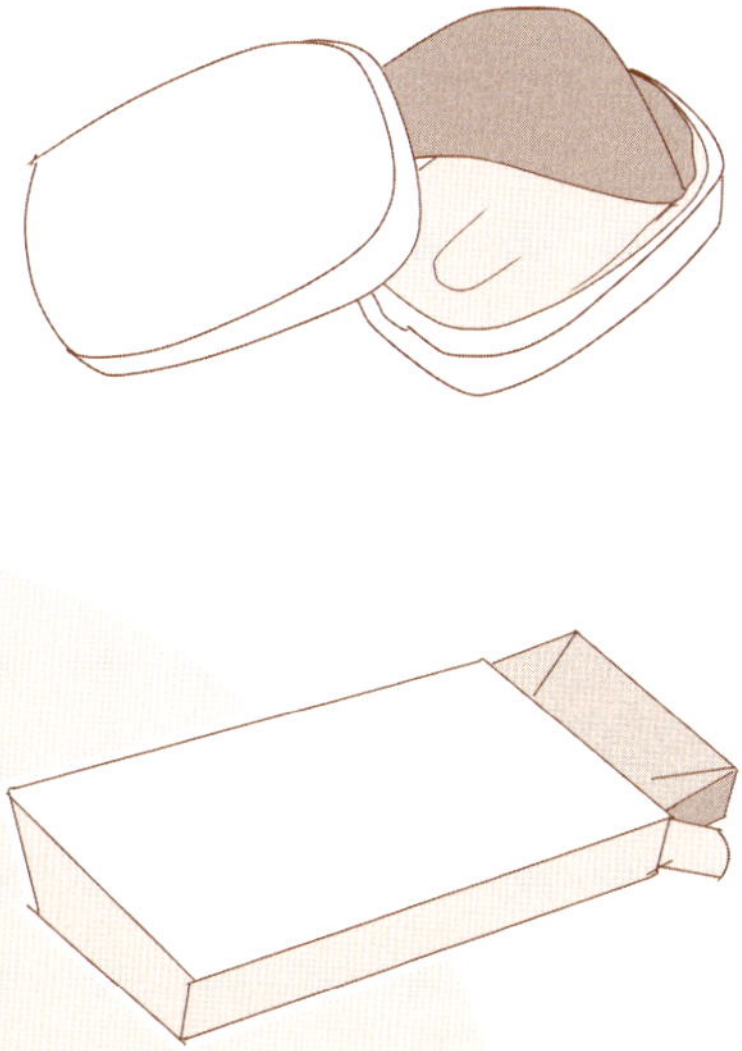

牛の子禁止令！

牛乳やヨーグルトなどの乳製品は身体によいと言われていますが、牛の赤ちゃんの飲み物を成人になってからも飲んだり、食べたりすることに疑問を持ったことはありませんか？

人間の赤ちゃんが母乳から離乳食へ移行し、お母さんのおっぱいを飲まなくなるように、牛の赤ちゃんもある程度大きくなるとお母さん牛のおっぱいを飲まなくなります。

それなのに、人間だけが大人になっても牛の赤ちゃんが飲む乳を飲み続けているのです。成人した人間は牛の子ではありません。考えてみると、とても不思議なことです。

確かに、牛乳やヨーグルトなどの乳製品は栄養価が高く、カルシウムも豊富に含まれています。特にヨーグルトは体内の善玉菌のエサとなる発酵食品ですから、健康には申し分のない食べ物のように思えますが、ちょっと待ってください。

牛乳やヨーグルトなどの乳製品には、脂肪分も多く含まれているということを忘れないでください。

近年の研究では、このような乳脂肪分の多い食べ物、飲み物が成人病や乳がんなどの要因の一つであるとも言われはじめています。

牛乳を飲むとお腹を壊すという人が、欧米人に比べ、日本人の方が圧倒的に多いという結果があります。これは、日本人の体内に存在する乳糖分解酵素というものが欧米人に比べて極端に少ないからです。

乳糖分解酵素とは、乳製品を分解するための酵素。つまり日本人の体質には元から牛乳は合わないのです。

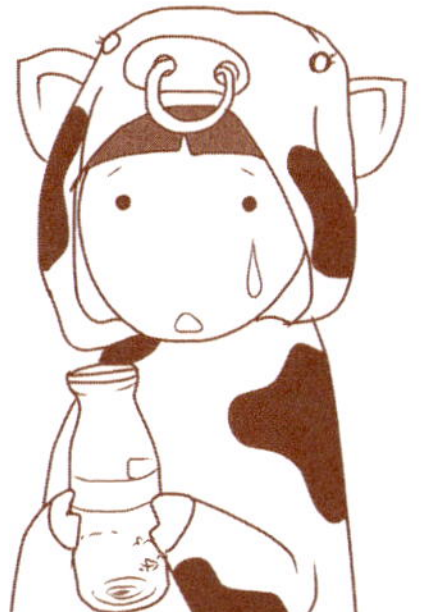

濃縮還元果汁 100%ジュースは生じゃない？！

生フルーツを摂取することが、どれだけ私たちの身体によいかというお話は58ページでも説明しましたが、生フルーツをミキサーなどでジュースにしても同じ効果が得られます。

ジュースにしてもフルーツに含まれている酵素は壊れたり、なくなったりせずに体内に取り込むことができますので、食べたときと同じように自己消化してくれます。

生フルーツを食べるのが苦手な人や、食べるのが面倒なときには、ジュースにして飲むことをお勧めします。

生フルーツをミキサーなどでジュースにするのもちょっと面倒な人は、市販の果汁１００％ジュースでもＯＫですが、濃縮還元果汁１００％ジュースと書かれている商品には気をつけてください。

濃縮還元と書かれているけれど、果汁１００％とも表示されているのだから、当然酵素もしっかりと入っていると思いがちですが、残念なことに、この濃縮還元果汁１００％ジュースに酵素は含まれていません。

濃縮還元果汁１００％とは、絞りたての果汁１００％の水分を除去して、まずは

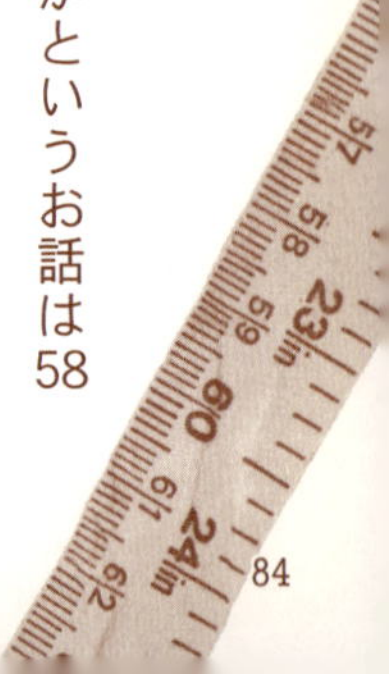

２００％または４００％に濃縮します。次に、２００％に濃縮したものならば、倍の水を加え、４００％に濃縮したものならば4倍の水を加えて、果汁１００％としているのです。

生フルーツを絞っただけで、一切加工をしていないストレートの果汁１００％ジュースを購入する場合には、商品のパッケージに包丁を入れていない丸ごとのフルーツ写真があることを確認してください。イラストではなく、丸ごとのフルーツ写真をパッケージに使えるのは、ストレートの果汁１００％ジュースだけなのです。

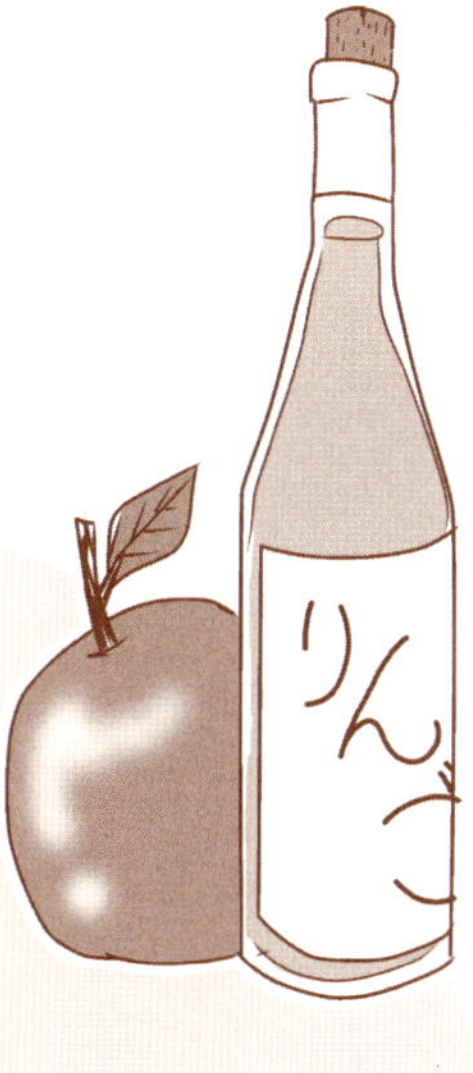

若いときの暴飲暴食は身体の老化を早める

どのページでも書いていますが、大切なので何度でも言います。

私たちは食べ物を消化したり、エネルギーを代謝したりするときに酵素を使っています。

この酵素は、私たちが生まれたときにすでに持っている量が決まっているといわれています。つまり、使えば使っただけなくなってしまうものなのです。そして、この酵素の減り方に比例して、身体の老化も進んでいきます。

ですから、日ごろから酵素を含んでいる生野菜や生フルーツ、生魚などの生ものを多く摂取し、できるだけ自分自身の酵素を節約していけば、それだけ若さを保つことができるのです。

若いときから暴飲暴食を続けていると、胃の中に入ったさまざまな食べ物を消化するのに多くの酵素が必要となってしまいます。その結果、ほかの人よりも老化を早めてしまうのです。

また、ジャンクフードなどの加工品や、添加物を多く含んでいるジュースなども老化を早める原因となります。

あなたがこれらの食べ物や飲み物を食品と思っていても、自然にはないものですから体内では異物とみなし、解毒して体内から排泄することになります。この解毒作業を行うときに、消化するときよりも多くの酵素が必要となるのです。

これまでの食生活を振り返り、暴飲暴食をしてきた、またはジャンクフード類を食べ過ぎたという人は、すぐに食生活を見直し改善してください。

今からでも遅くはありません。今日から酵素を節約する食事内容に変更するだけでも、老化の進行は緩やかになってくれます。

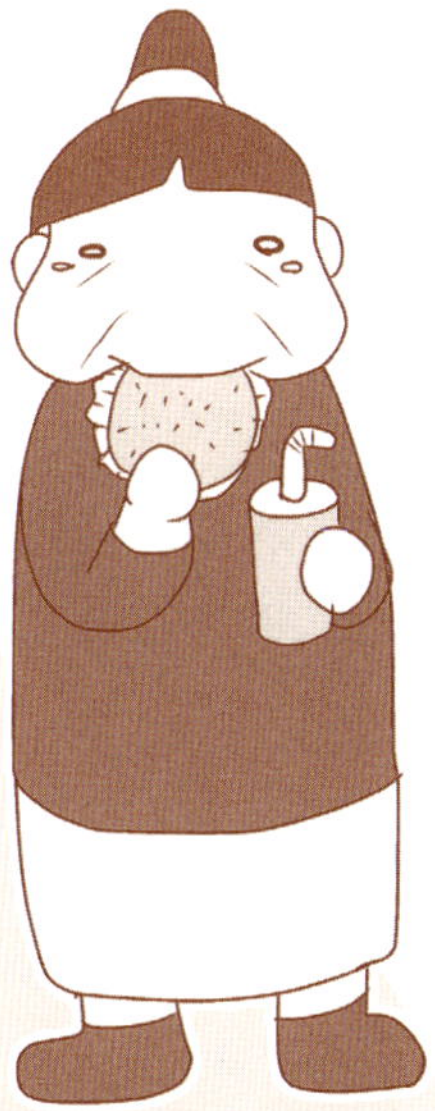

大切な酵素を
ほかの目的で使わないで

酵素は生きているものすべてが持っている大切なものです。もちろん、私たち人間も生まれたときからこの酵素を身体の中に持っていて、食べ物を消化するときや、エネルギーを代謝するときに使用しています。

ただ、前述のとおりこの酵素はいくらでも体内で生産できるものではありません。生まれたときに酵素の量はすでに決まっています。

私たちはこの使いきりの大切な酵素を、毎日すり減らしながら生きているのです。酵素が使われれば使われるほど老化も進みますので、できるだけ自分の酵素は温存して使わないようにしたいのですが、気づかないうちに無駄に使っている人は結構いるのです。

その一つがサプリメントです。近年の健康ブームと比例して、さまざまなサプリメントが次から次に登場していますが、どんな成分が含まれているのかよく分からないサプリメントも少なくありません。

しっかりと含有成分が表示されているサプリメントでも、その多くは科学的に作られた成分や人工的に加工されたものが含まれています。

これらの成分は自然には存在しないものですから、摂取すると身体は異物と判断し解毒作業を行うことになります。解毒するためには大量の酵素が必要となるため、サプリメントを服用すればするほど、酵素はどんどん無駄に消費されていきます。そして、知らず知らずのうちに自分自身で老化を早めているということになりかねません。

また、サプリメントを飲み続けていると、身体はどんどん甘やかされ、過保護な状態になってしまいます。すると、自分自身が本来持っている免疫力や抵抗力が低下してしまいますので、サプリメントを使用するときにはよく注意して、今、それが本当に必要で飲むべきものなのかを冷静に判断してください。

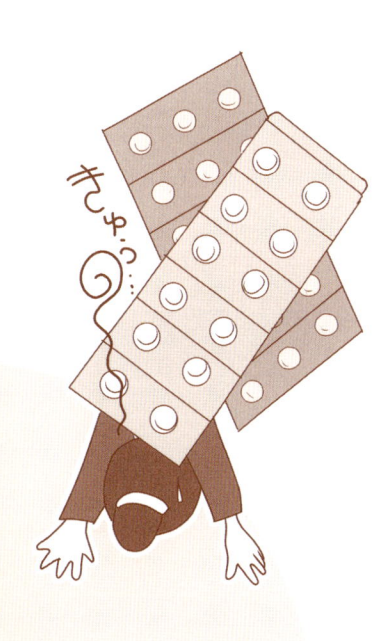

栄養素は生野菜やフルーツから摂取 なおかつなるべく色の濃いものを

私たちが身体を維持していくために必要な五つの栄養素は、糖質（炭水化物）、たんぱく質、脂質、ビタミン、ミネラルです。

そのほか、食べ物を消化するために大切な役割を果たしている食物繊維も、健康を維持するためにとても大切です。

これらの栄養素を一日の食事で、しかもバランスよく摂取できればよいのですが、それはなかなか難しいことです。

そこで、私がお勧めしたいのが、生野菜やフルーツをできるだけ多く摂取するということです。

生野菜やフルーツには、ビタミン、ミネラルが多く含まれ、これらを摂取することができるだけではなく、食物繊維も同時に摂取することができるからです。

食事のときは生野菜やフルーツを先に食べてから、おかずを食べ、最後にご飯を食べるようにすると、よりダイエット効果が高まります。

そのなかでも、トマト、ピーマン、パセリ、ニンジン、ほうれん草などの色の濃い野菜や旬のフルーツには、活性酸素の発生を抑制してくれるカロテノイドという成分が豊富に含まれています。

また、悪玉コレステロールの酸化を防ぐのに効果のある、リコピン、β-カロチン、アルファカロテンなども豊富に含まれていますので、積極的に摂るようにしましょう。

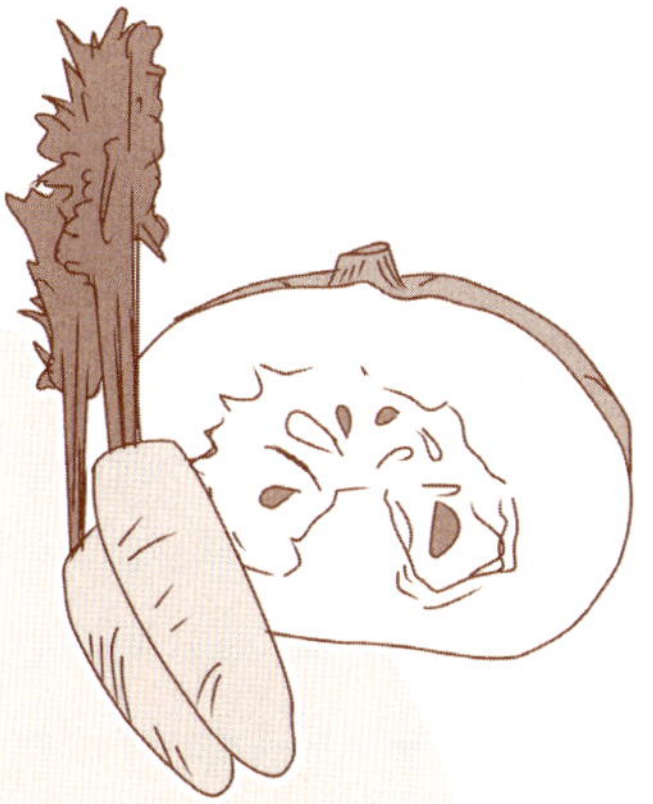

COLUMN

お薬を飲んでいるあなたのために

本書を出すにあたって、実は先に出版社の方にこのダイエット法を試していただきました。

結果はカバーの帯に書いたとおり！　背が低く、ちょっと体格のよい女性の編集員さんは三ヶ月でマイナス６kg、７５歳の会長さんに至っては男性であるにも関わらず二ヶ月でマイナス４kgの減量に成功したんです！

……でも、中にはあまり効果の現れなかった方もいらっしゃいます。それが、今回担当となったＫさん。

上記の女性編集員さんと一緒にダイエットをはじめたＫさんは、三ヶ月でマイナス１kgという結果に留まっています。

これには彼女特有の原因がありました。実はＫさん、一年前から持病を抱えていて、朝昼晩の薬が欠かせないとのこと。一日に飲む薬の量は７種類——錠剤１６粒、粉薬３包という多さだったのです。

薬は消化の上では異物として扱われます。食べ物ではないものを消化するために、身体はより多くの酵素を使用します。つまりＫさんは代謝に回せるはずの酵素を薬の消化に使うことになってしまっていたのです。

かといってダイエットのために薬をやめることはできません。薬は医師の判断の元で正しく処方されているものなので、独断で服用を中止してはいけません。

何らかの病気で薬を飲まれている方は、今回のダイエットの効果は薄いかもしれません。その分、もし身体が動くのであれば、ウォーキングなどの軽い運動や半身浴で身体を温めてみましょう。

背筋を伸ばして颯爽と歩くだけでも代謝は大きく上がりますよ。

Step.6

目指せ！　太らない身体づくり

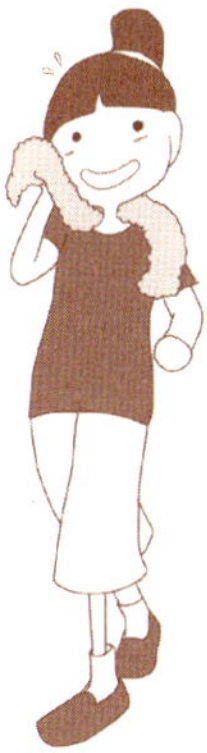

食事面や生活面。本当に痩せたいなら
見直すところはたくさんあります。
今の生活を振り返って、ノーリバウン
ドなダイエットを目指しましょう。

脂肪は炎で燃やす訳じゃない
カロリー神話にだまされないで！

料理をするとき、ついカロリーのことを考えていませんか？　外食をするときも、メニューに表示されているカロリーに目がいってしまうことってありませんか？

これまでお話したとおりカロリーとは、1リットルの水の温度を1℃上げるのに必要な熱量のこと。バーナーの炎やビーカーを使った実験の数値は人間の身体にはあてはまりません。人間の身体の脂肪は炎で燃やすのではなく、代謝酵素によって代謝機能が活発になり、脂肪が燃焼されるのです。

私はカロリー表示の無意味さを繰り返しお伝えしていますが、残念ながら今のところ「そうは言っても……。やっぱりカロリーは気になる」という人がほとんどのようです。カロリーを気にせずに食べることへの不安が強いという人も多くいます。

このことは、みなさんがしっかりとカロリー神話に洗脳されてしまっている証拠だと言えます。

ファミリーレストランでも、料理本でも、「これこそが親切だ！」と言わんばかりにカロリー表示がされていますし、栄養士さんからも一日の摂取カロリーは、女性の場合、平均1700～2200カロリーなどと言われてしまいます。

このように、カロリー計算やカロリー表示は人々の日常生活に深く、そして広く浸透しているのですから、カロリー神話をすぐに頭から取り除くことは難しいと思いますが、徐々に誤った認識を頭から消してください。

同じ100カロリーでも、生野菜と焼肉では消化の仕方、早さも違えば、燃焼の仕方、速度も違うということを忘れないでください。

カロリー神話に振り回されず、このことを信じてダイエットすれば、おのずと結果が現れてきます。

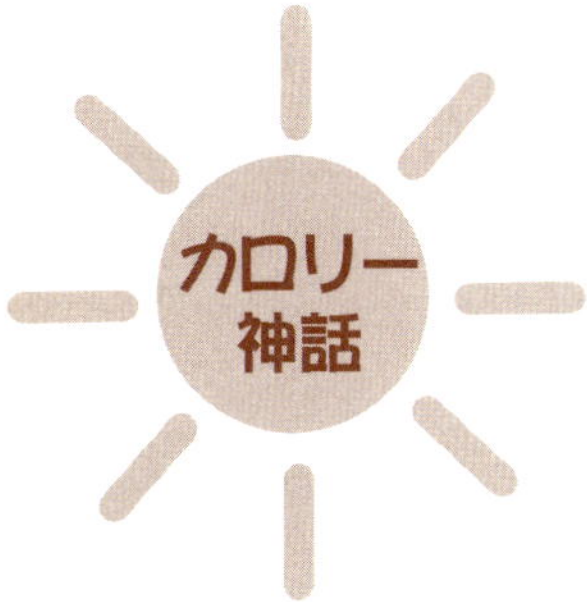

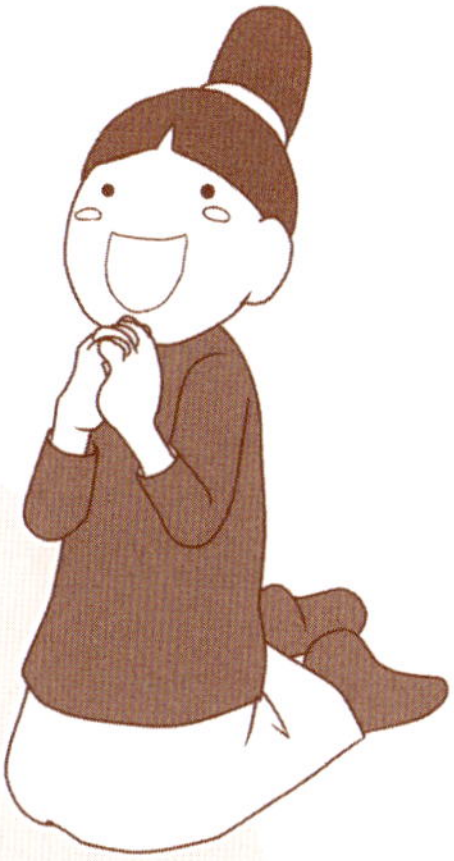

シンプル調理法のすすめ

好きな人の誕生日だからと料理本片手に手の込んだお料理にチャレンジしたり、自分が頑張ったご褒美にと、フランス料理のような手の込んだお料理を食べに行くこともあると思います。

いろいろな食材を使い、さまざまな調味料を加えて作るお料理は、栄養満点で身体にもよいだろうと思っている人は多いでしょう。もちろん、楽しく美味しく食べられるのであれば悪いことではありません。

ただ、体内で消化するときには、身体に大きな負担をかけてしまう食事内容であることは覚えておいてください。

私たちが食べ物を消化するためには、酵素が必要だというお話は前章でも述べました。食材が多ければ多いほど、調味料が多ければ多いほど、たくさんの酵素が必要となります。

例えば、ご飯とパンで比較してみましょう。ご飯はお米と水だけなのに対し、パンは小麦・バター・塩・ドライイースト・砂糖など、何種類もの食材や調味料が含まれています。ということは、パンのほうがご飯よりも多くの酵素が消化に必要となってしまいます。

消化酵素を多く使ってしまうと、代謝酵素に影響が出てしまい、痩せにくくなってしまうのです。なので、できるだけシンプルな調理法のお料理を食し、痩せやすい体質にしていきましょう。

ファミリーレストランやファーストフードなどの食べ物よりも、食材や調味料がわかっている料理を。フランス料理や中華料理よりも和食を。煮物・揚げ物にした野菜よりも生野菜を。練り物や焼魚・煮魚よりも刺身を選ぶように心がけるようにしてください。

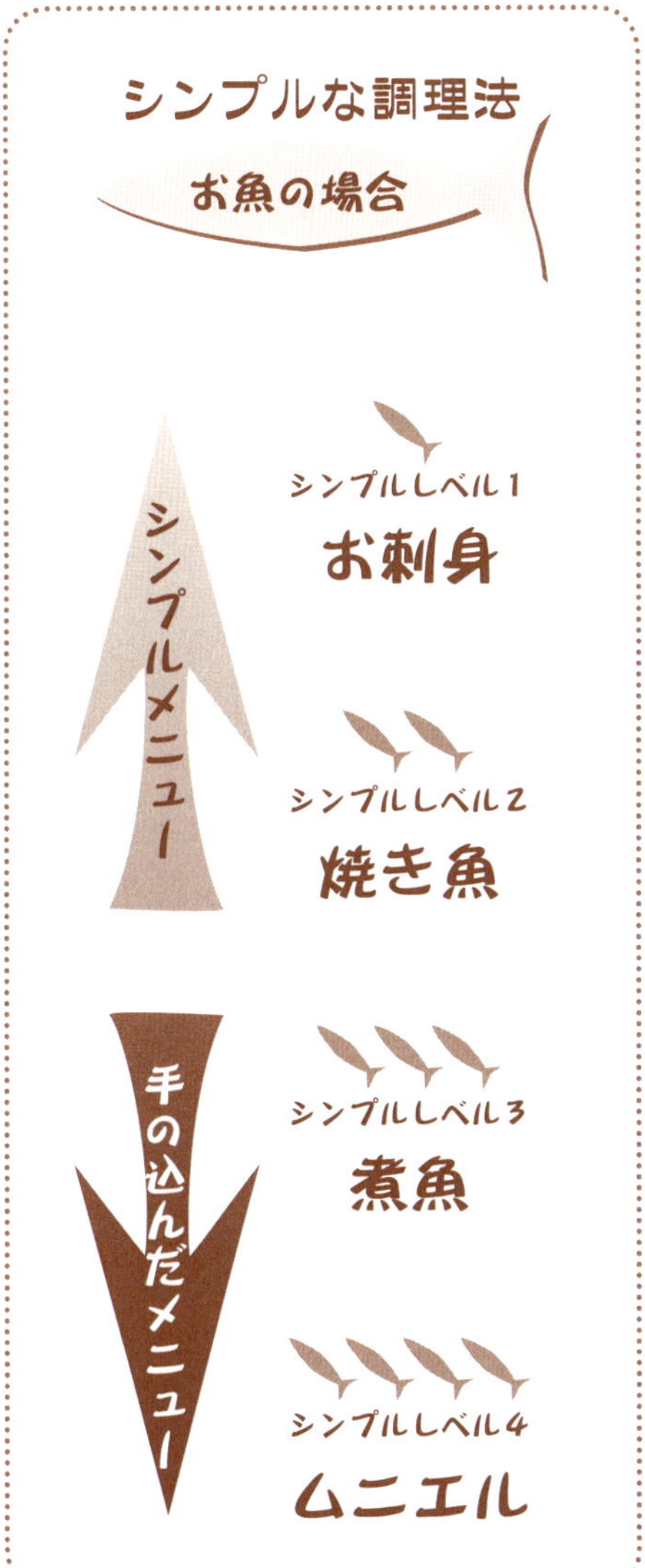

シンプルな調理法
お魚の場合
シンプルメニュー
手の込んだメニュー
シンプルレベル1
お刺身
シンプルレベル2
焼き魚
シンプルレベル3
煮魚
シンプルレベル4
ムニエル

血糖値を上昇させない食事法

血糖値を上昇させない食事法は、糖尿病予防になるだけでなく、ダイエットにもとても効果的な食事法です。これをぜひ活用してください。

食品には砂糖などの糖類や、精白米、食パン、うどんなどの炭水化物のように、食べてすぐに血糖値が上昇してしまうものと、レタスやキャベツ、ほうれん草、小松菜など食物繊維を多く含んでいる野菜類およびきのこ類など、食べても血糖値が上昇しにくいもの、さらには上昇の仕方も緩やかなものとがあります。

まず野菜類やきのこ類をよく噛んで食べてください。食べる量に制限はありません。特に生野菜は酵素も含んでいるのでお勧めです。

ただし、ドレッシングやマヨネーズ、ソースなどの調味料には注意が必要です。市販のものは自然のものではなく、人工的に加工されたものが含まれていることがあります。少々手間はかかりますが、ドレッシングは新鮮な油や香辛料を使って自分で作るとよいでしょう。

二番目に、根菜類や海草類など具だくさんの汁物を、ゆっくりとよく噛んで食べましょう。この時に味や食感を楽しむことも忘れずに。

三番目は、肉や魚、豆腐などのたんぱく質を食べてください。酵素を含んでいる刺身などの生魚などは積極的に食べましょう。

そして、五感をフルに使って、楽しみながら食べることも大切なことです。ここまでの食事を二十分以上かけて食べることで、ある程度の満腹感を得られます。

そして最後に、ご飯やうどんなどの炭水化物を食べます。一口の分量をやや少なめにし、ゆっくりと噛んで食べましょう。このとき満腹感があるようなら、ご飯は無理に食べる必要はありません。

この順番を見て、気づいた方もいると思います。実は日本の会席料理が血糖値を上昇させないための、バランスのよい食事法ということになるのです。

血糖値のあがりにくい食べ物

穀物：玄米
日本そば

野菜：さつまいも、トマト
大豆、ブロッコリー
葉野菜、キノコ類
きゅうり、かぶ
ピーマン、大根

果物：みかん、りんご
オレンジ、いちご
キウイ、パパイヤ

肉　：牛、豚、鶏
※ただし脂肪をさけて食べるように。

魚類：全般的
※青魚にＧＩ値の低いものが多い。

プチ断食活用法

「プチ断食」というのは、半日～丸一日間（約十八時間程度・寝ている間は時間に含まれません）、固形物（栄養）を摂らずに、水分だけで過ごすことです。

プチ断食の効果には、内臓への負担をなくして休ませるだけではなく、舌で感じる味覚も研ぎ澄まされシャープにしてくれる「内臓リセット効果」があります。他にも消化に使われるはずの酵素がエネルギーを燃焼させる代謝酵素として使われることで、老廃物が燃焼しやすくなる「脂肪燃焼効果」、余分なものが体内に入らない分、血流がよくなって排泄が促されるようになる「便秘解消効果」などいろいろありますが、なかでも、これまでの生活習慣をリセットし、改善することができるという大きなメリットがあります。

「プチ断食」を行う際には、体調のよいときを選ぶことが大切です。月に一回程度、週末を利用して行うといいでしょう。

断食を行う前日は、「明日から断食をしますよ」と身体に伝えるために、夕食は少なめにします。

当日は睡眠をよくとり、日ごろの疲れを癒すように心がけてください。無理に運動をしたりしてはいけません。そして「プチ断食」翌日の朝食は生果物を搾ったジュースにしましょう。

「プチ断食」をする前まで、和食が苦手で洋食や中華料理を食べることの多かった人は、この日を機会に思い切って和食に切り替えてください。味覚がシャープになっているので、和食がとても美味しく感じられると思います。肉中心の食生活から魚や野菜に変更するだけでも生活習慣は大きく改善されます。

また試しに一口だけスナック菓子やジュースを口にしてみてください。味覚が敏感な人は、化学調味料の味までも感じとることができるようになっているはずですよ。

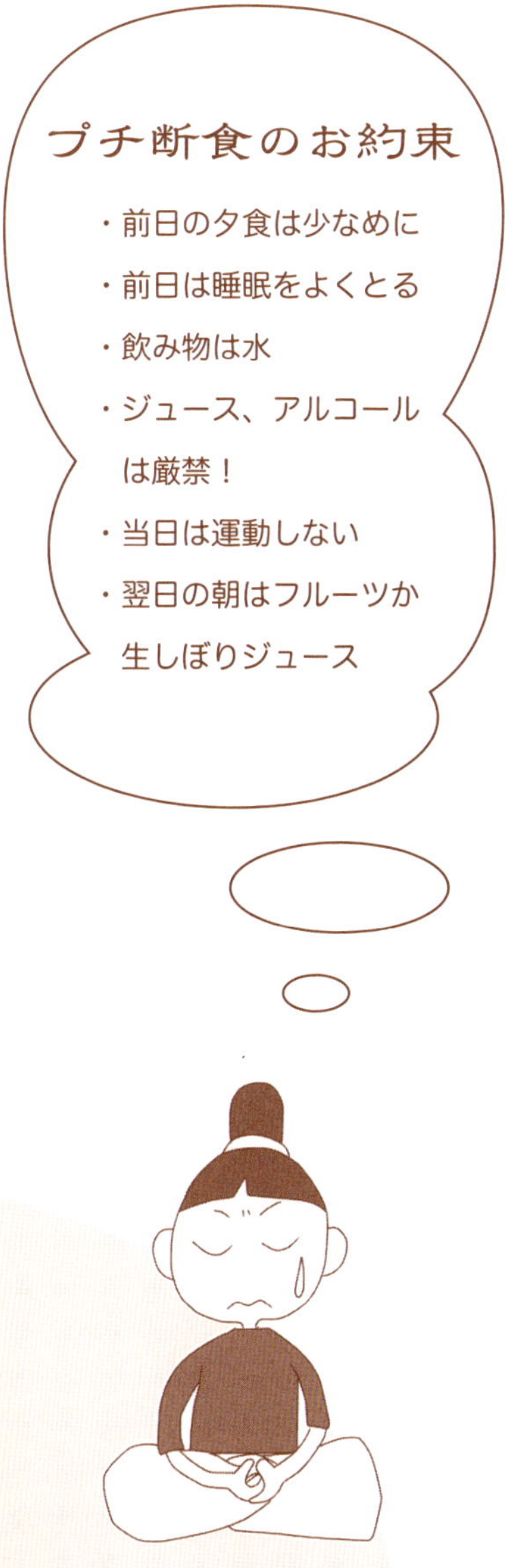
プチ断食のお約束
・前日の夕食は少なめに
・前日は睡眠をよくとる
・飲み物は水
・ジュース、アルコールは厳禁！
・当日は運動しない
・翌日の朝はフルーツか生しぼりジュース

一日の献立を考えてみた

「いただきますダイエット」の場合、あれは食べてはダメ、これも食べてはダメというものはありませんが、ここでは、よりダイエット効果が期待できる一日の献立を考えてみました。

主食はパンではなく、ご飯にしましょう。ご飯粒はパンよりも食べるときによく噛まなければなりません。よく噛むことで唾液などに含まれている消化酵素アミラーゼが分泌されるとともに、脳にも食事をしているということが伝わって満腹中枢が刺激され、満腹感を得やすくなります。

おかずは、お刺身に代表されるような生ものがベストです。日本にはお刺身を筆頭に海草類や、レタス、キャベツといった野菜類など、生で食べられる食材が豊富にありますので普段から上手に活用しましょう。

その他、味噌、納豆やぬか漬、梅干などの発酵食品も積極的に摂取してください。発酵食品は善玉コレステロール（ＨＤＬ）のエサとなり、血管内に付着した悪玉コレステロールを除去してくれる働きをします。善玉コレステロール（ＨＤＬ）が増え、悪玉コレステロール（ＬＤＬ）が減れば、心筋梗塞や脳卒中、動脈硬化などの原因ともなる生活習慣病を防ぎ改善することができます。また、麹菌や納豆菌は酵素を作り出していますので、体内で大活躍してくれます。

そして、ぜひお勧めしたい献立があります。それは鍋料理です。水炊きや寄せ鍋、キムチ鍋などの鍋料理は調理法もいたってシンプルです。家族や仲間と一緒に、一つのお鍋を囲み、楽しく話をしながら美味しく食べることができます。そして身体を温め、代謝を活発にしてくれるといった効果まであります。このときにねぎや大根おろしも合わせて使うと酵素も摂れます。

ここで紹介した献立はほんの一例ですが、これらはすべて和食です。この機会に、あなたも和食のよさをもう一度見直してください。

献立

朝食

バナナ

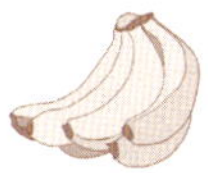

昼食

刺身定食

サラダ

刺身

(まぐろ・いか・かんぱち)

お味噌汁

きんぴらごぼう

漬け物

ご飯

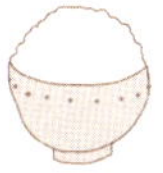

夕食

鶏の水炊き

〆のうどん

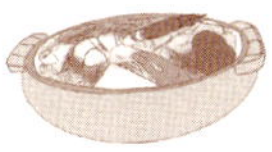

レシピ紹介

ダイエットを長続きさせ、成功させるための秘訣は、なんと言っても、食事を美味しく、そして楽しいと感じながら食べることです。

無理な食事制限をしたり、好きな食べ物を我慢して、短期間で痩せたとしても、あなたはそれを一生続けられますか？

我慢を強いられる食事では決して長続きしません。そのうち我慢することに疲れ、結局リバウンドしてしまいます。

そこで、ここではダイエット中でも楽しく食べられるおいしいレシピをいくつか紹介していきます。

短時間で簡単にできるレシピですから、ぜひチャレンジしてみてください。

食事がもっと楽しくなりますよ！

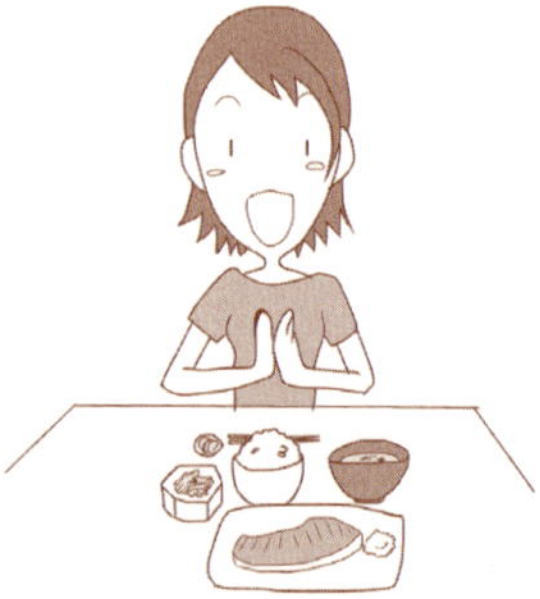

ハチミツレモン

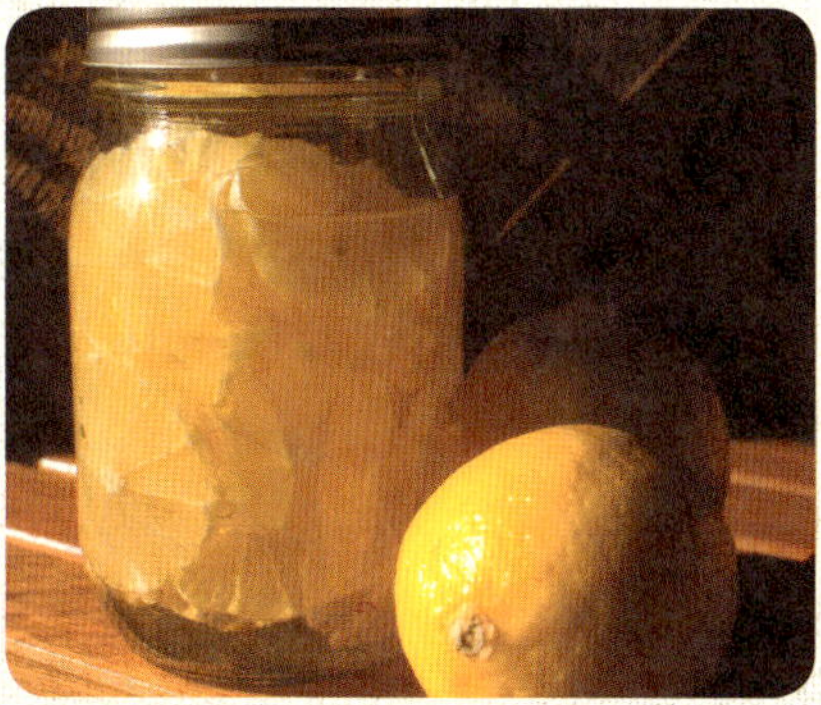

材料

レモン（国産のもので!!）…1個
ハチミツ…1本
密閉できるビン…1個

POINT!

余った皮は天日に干して、入浴剤として湯船に。レモンのさわやかな香りでリフレッシュできます。

①レモンの皮をむき、薄く輪切りにする。煮沸消毒した密閉できるビンは水気をよく切っておく。
②密閉できるビンに、薄く輪切りにしたレモンを少し左右にずらしながら入れる。
③ハチミツを注いで、しっかりと蓋を閉める。1日たてば出来上がり。
ホットレモンのほか、紅茶やトーストにも最高！

干し柿のなます

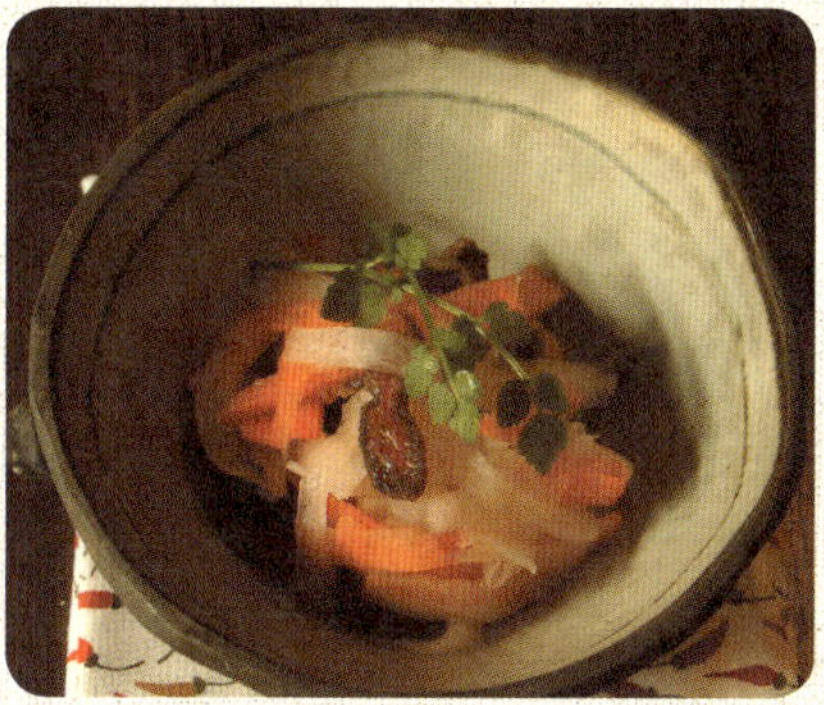

材料

干し柿（ドライフルーツ）…2個
大根…半分
にんじん…半分
漬け汁
《酢…大さじ5　砂糖…大さじ2　塩…小さじ2》

POINT!

干し柿の甘さが出るので、お好みで干し柿を多めに入れる場合には、砂糖の分量を少なめに調節しましょう。

①大根、にんじんを千切りにして塩で揉み、10分程度おいておき、水がでたらギュッとしぼっておく。
②干し柿は短冊切りにしておく。
③漬け汁に①と、②を入れてかきまぜて1時間程度すれば出来上がり。

オリーブにんにく

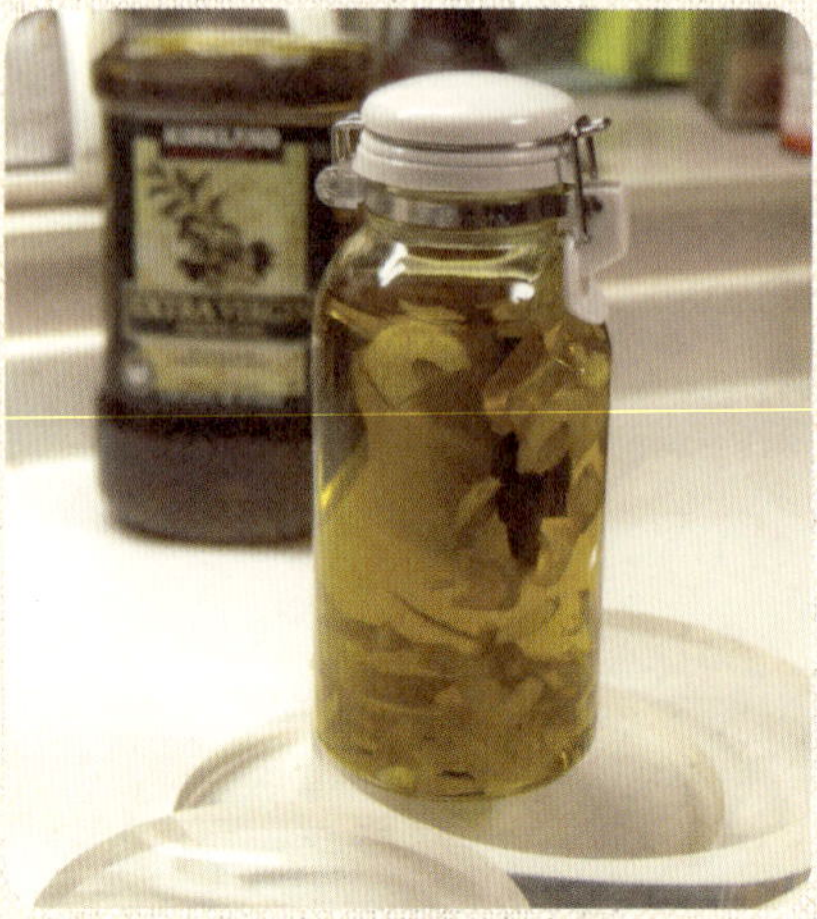

材料

オリーブ油（エキストラバージン）…１本
にんにく（国産）…１個
密閉できるビン…１個

①にんにくの薄皮をむき、薄くスライスする。

②キッチンペーパーで水気をとっておく。

③口の小さい密閉できる（煮沸消毒しておいたもの）ビンにスライスしたにんにくとオリーブ油を入れる。

④密閉して４、５日したら出来上がり。鯛のカルパッチョやパスタにどうぞ！

POINT!

・にんにくのかわりに唐辛子を入れてもＯＫ。お好みのオリーブ油が簡単に作れます。
・保存期間は冷蔵庫で約３週間です。
・できあがったオイル（大さじ３）に醤油・お酢・レモン汁をそれぞれ大さじ１と、塩こしょうを少々入れてしっかり混ぜると、簡単ドレッシングのできあがり！
・ほかにも冷やしトマトや鮮魚のカルパッチョなどに使ってもおいしいです。

自家製ピクルス

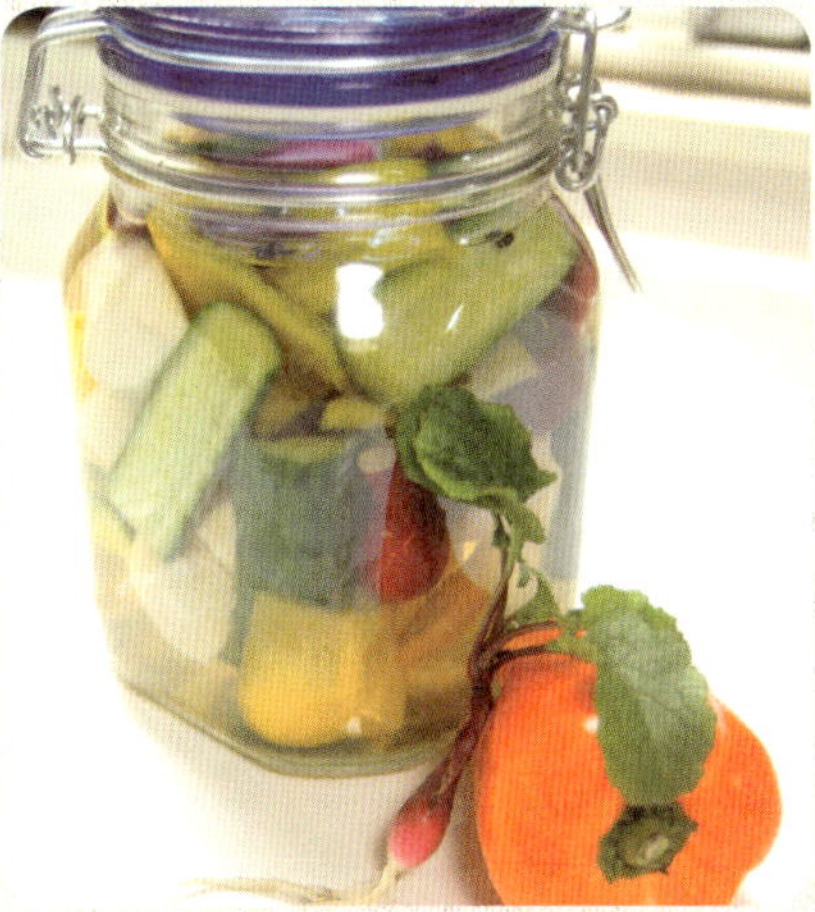

材料

きゅうり…１袋
セロリ…１本
小玉ねぎ…３、４個
にんじん…半分
パプリカ…１個
カブ…１個
たかの爪…１本
ローリエ…１枚
粒コショウ…７粒（お好みで）
密閉できるビン…１個
漬け汁
《酢…250cc　水（半分白ワインでも可）…75cc　塩…小さじ２　砂糖…小さじ３（お好みで）》

①野菜を５cm程度の長さに切り、さらに縦に２～４等分する。
玉ねぎは半月切りにする。たかの爪は種を取り除く。

② 500ccの水に大さじ２の塩水に野菜を一時間位漬けてよく水気を切る。

③お酢・水（半分白ワインでも可）・砂糖・塩を一煮立ちさせて冷ましておく。

④密閉できるビンに、冷ました漬け汁と水切りした野菜、たかの爪、ローリエ、粒コショウを入れて１日たてば出来上がり。

POINT!
・野菜は旬なものをお好みで選んでください。
・お酢と水の量は３：１を目安に！
・保存期間は冷蔵庫で約３週間です。
・ビンから出すときは必ず菜箸を使ってください。食事中の箸を直接入れるとカビの原因になります。
・ピクルスを刻んでマヨネーズと和えると、さっぱりタルタルソースができあがります。

歩き方を変えれば身体は自然に痩せる

自分の歩いている姿をショップのウィンドウに映して見てみてください。どんな歩き方をしていますか？　猫背になっていたり、すり足になっていたり、左右どちらかに傾いていたりという人はいませんか？

立っているときの姿勢を意識し、歩き方や座り方を改善するだけで、自然と身体は痩せていきます。

まずは立ち方ですが、肩を少し後ろへ反らして、下腹部をへこませるようにします。このときお尻はキュッと引き締め、おヘソの少し下にある丹田というところにも力を入れましょう。これだけで姿勢がよくなります。

次に歩き方ですが、スポットライトを浴びて赤い絨毯の上を歩いている女優さんのような気分で、かっこよく歩きましょう。前に出した足は、かかとから地面につきます。後ろの足は、つま先で地面をけるようにします。腕は軽く左右に振ってください。歩幅は肩幅よりもやや広くするとダイエット効果がアップします。

歩いていて少し身体が温かくなるぐらいのスピードをキープしながら歩くと、より一層のシェイプアップが期待できます。ただし、早く歩きすぎて、息が苦しくならないように注意してください。これでは逆効果になってしまいます。

歩いているときは自分のペースで、いつも注目されていると思いながら、気分よく歩くことを心がけてください。

次に座り方ですが、椅子に座ったとき、椅子の背もたれが背中にフィットして、背筋がすっと伸びるように、深めに座りましょう。

見られているという視線を意識しながら行動するだけで、不思議と身体がしまって痩せてきます。また、ハツラツとした動きになるので、今よりも若返って見えます。

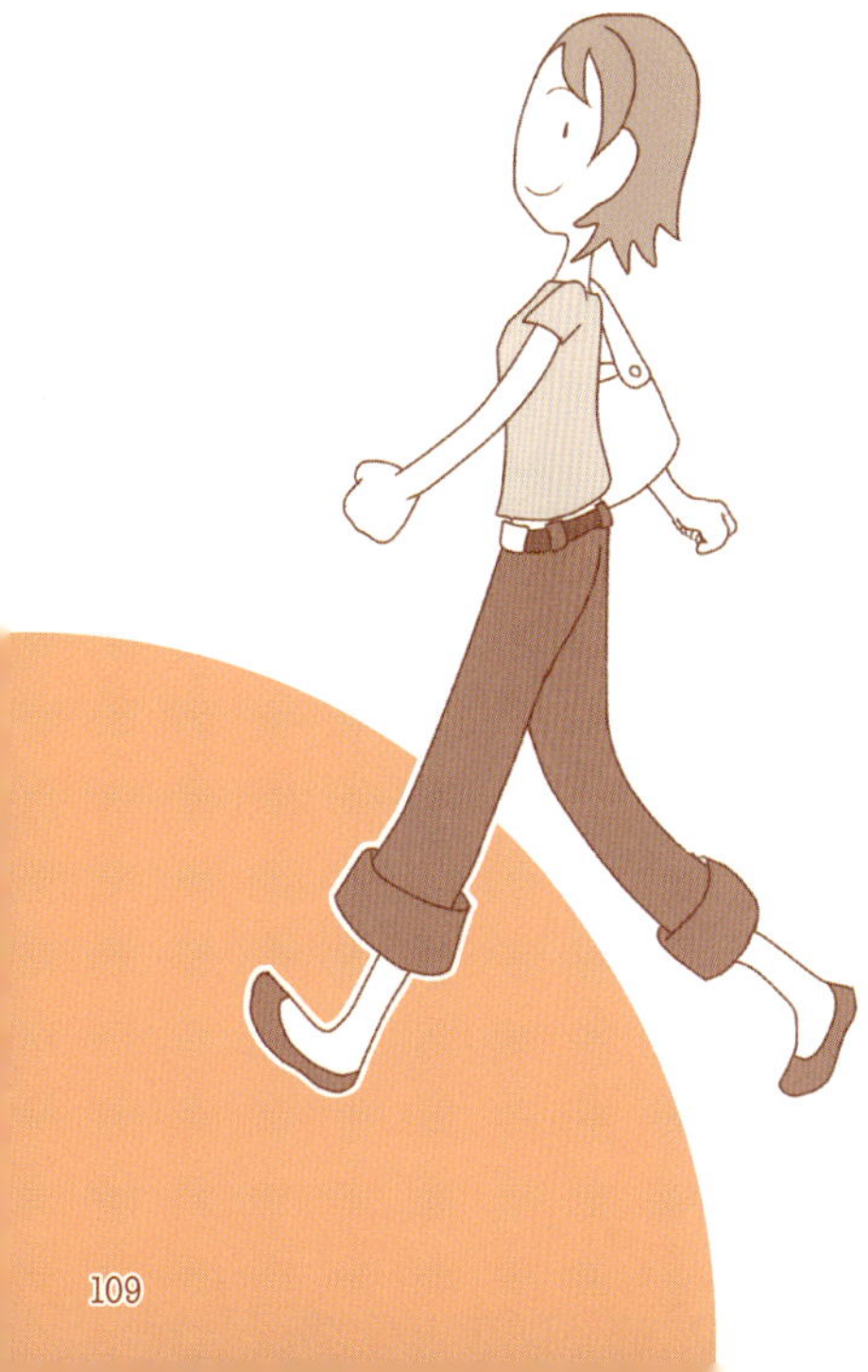

一日の生活習慣を見直そう

あなたの現在の身体は、これまでの一日一日の積み重ねで形づくられています。

毎日の生活習慣の蓄積が今のあなたをつくっているのですから、これから「少しでも痩せたい」「もっと健康になりたい」と思っているのなら、これまでの生活習慣を見直しましょう。

ここで紹介するポイントは、どれもちょっと意識するだけでスタートできるものばかり。特に難しいものはありませんので、できるところから改善していきましょう。

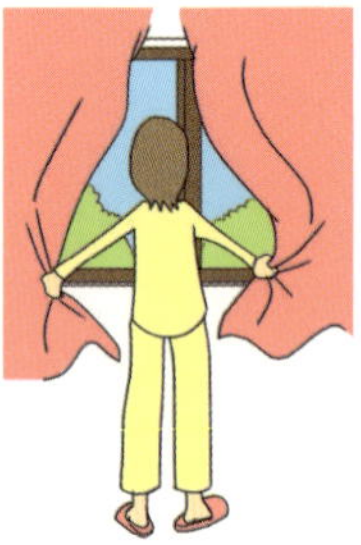

起きたとき

カーテンを開けて、朝日を身体に浴びましょう。スッキリと目が覚め、今までよりも活動的になれます。

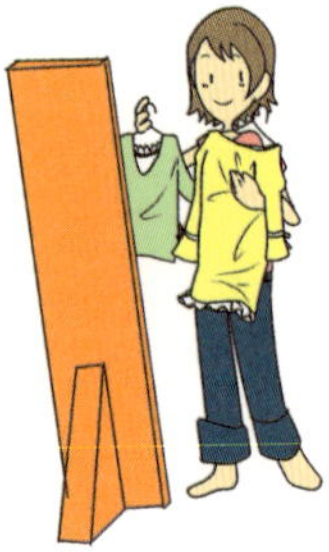

出掛けに服装チェックを

出掛ける前に鏡を見て、自分がどんな姿なのかをチェックする習慣をつけましょう。

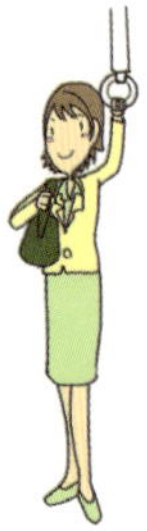

出掛けるとき

電車のなかでは、できるだけ椅子に座らずに立っていましょう。慣れてきたら、目的地よりも一駅前で下車してウォーキングを！

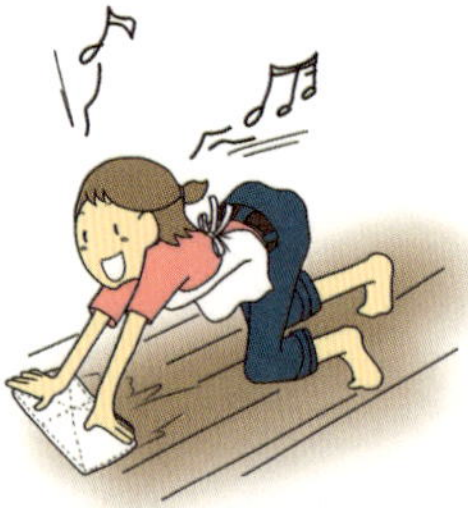

掃除をするとき

掃除機を使った掃除だけでなく、たまには雑巾で床を拭きましょう。音楽を聴きながらやると、楽しくできます。

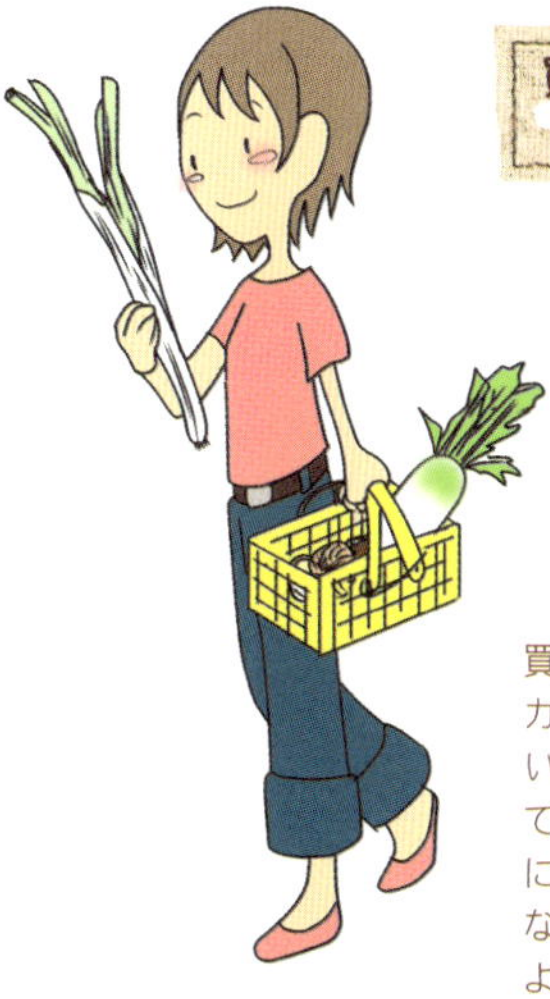

買い物カートは使わない

買い物をするとき、カートを使わずに買い物カゴを手に持って買い物をするようにしましょう。ムダな買い物も減りますよ。

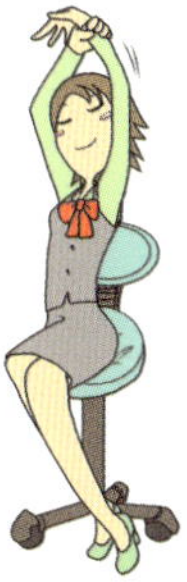

仕事中

パソコンを使って仕事をすることが多い人は、肩を上下に動かしたり、首を前後にゆっくりと動かすだけでもリフレッシュできます。

食事のあとは歯磨き

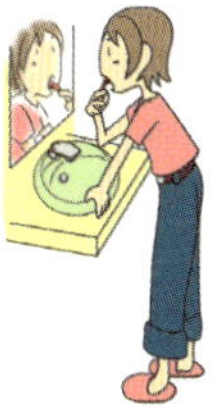

食事のあとは、必ず歯を磨く習慣をつけましょう。虫歯予防だけではなく、間食防止効果も期待できます。

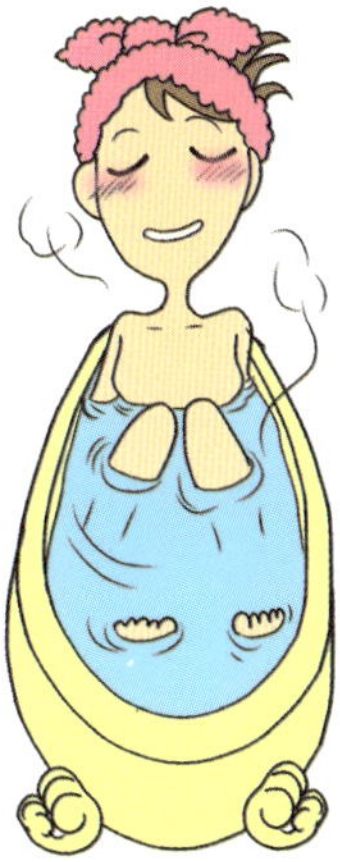

入浴は湯船に入る

夏は暑いからシャワーだけにするのではなく、ぬるめのお湯でもＯＫなので、湯船に入り身体を温めましょう。

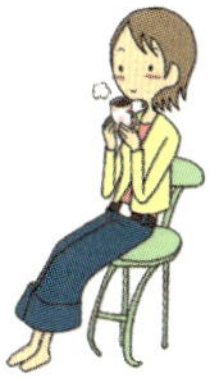

温かい飲み物を飲もう

これまで飲んでいたジュースやアイスコーヒーなど、冷たい飲み物をやめて、温かい飲み物にしましょう。

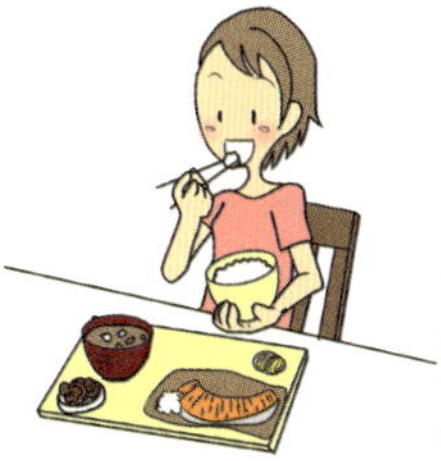

パンをご飯に

これまで毎日一回はパンを食べていた人は、一日おきにパンをやめてご飯にするようにしましょう。

自分の好きな時間を作ろう

１日のうち、15 分でも 30 分でもＯＫです。心地よいと感じる時間、ストレスを発散できる自分の好きな時間を作りましょう。

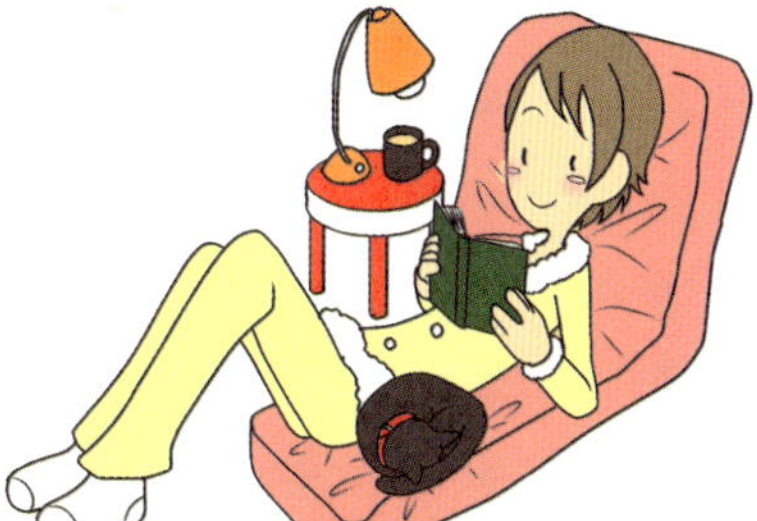

上手な脂肪の燃やし方

脂肪を燃焼させるには、とにかく運動をしなければいけないと思う人が多いようですが、無理な運動は長続きしません。

身体に負担を感じるような運動や、息を止めて行う無酸素運動は、筋肉を引き締めるのには効果的ですが、ダイエットには向いているとは言えません。

ダイエットに一番効果のある上手な脂肪の燃やし方は、ウォーキングやスイミング、ヨガなどの有酸素運動です。それもハードにやる必要はありません。

私たちの身体の筋肉には、速筋という瞬発力を発揮する筋肉と、遅筋という持続力を保つ筋肉とがあります。

一番効率よく脂肪を燃焼させるには、遅筋を使うことです。遅筋を使うと、じんわりと額に汗をかきます。これは平常時のときよりも、体温が1℃上がった状態になっている証拠です。

じんわり額に汗をかき、身体がポッポッと暖かくなっている状態を意識的に作るように心がけてください。

この状態は、なにも運動だけが脂肪を燃焼させるわけではありません。

体温を1℃上げるには、アイスコーヒーなど冷たいものを飲んでいた人はホットコーヒーに変えたり、温かいお料理を食べたり、唐辛子のように辛味成分であるカプサイシンを含んでいるものを食べることによって、基礎代謝機能はこれまでよりも高まってきます。

また、38～40℃程度の湯船に三十分ほど半身浴するのも効果があります。入浴は疲れを癒し、心身ともにリラックスすることもできるので、ストレス解消にもなります。

シャワーだけですまさずに、しっかりと湯船に入って身体を温めてください。それを定期的に行ない、脂肪が燃えやすい身体をつくりあげてゆくことが成功への道となります。

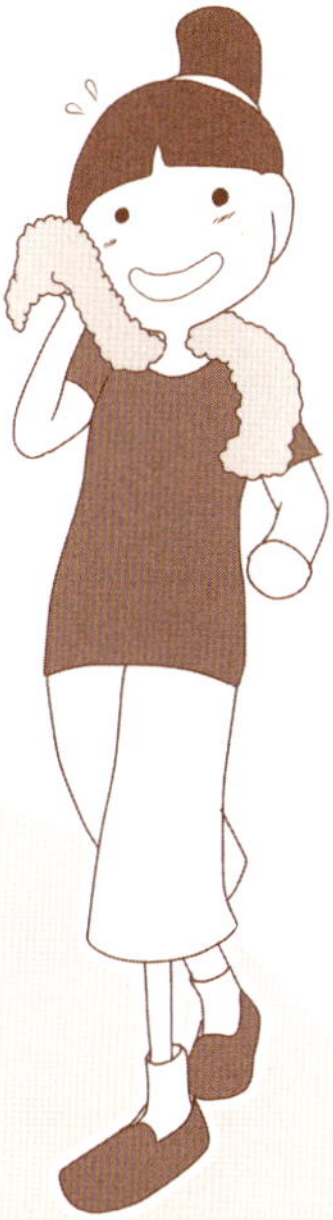

筋肉の位置を知ることで、『痩せるカラダ』を意識しよう

同じ運動量、同じ運動内容でも、筋肉の位置を知っているのと知らないのでは、ダイエット効果が違ってきます。

運動をするときには、今行なっている運動がどこの筋肉を使っているのか、どのように動かしているのか、ということを意識しながら行うと、筋肉への刺激がよりスムーズに伝わります。

そこで、私たちの身体のどこに何という筋肉があるのか、ダイエットに効果的な筋肉をいくつかピックアップして、ご紹介しましょう。

三角筋

その名の通り三角形の筋肉です。主に、腕を横に広げたり上にあげたりする時に大きく働きます。腕立て伏せで鍛えられます

上腕二頭筋

いわゆる力こぶと呼ばれている筋肉で、ひじの曲げ伸ばしをすることで働く筋肉です。パンチを出す時に非常に重要です。

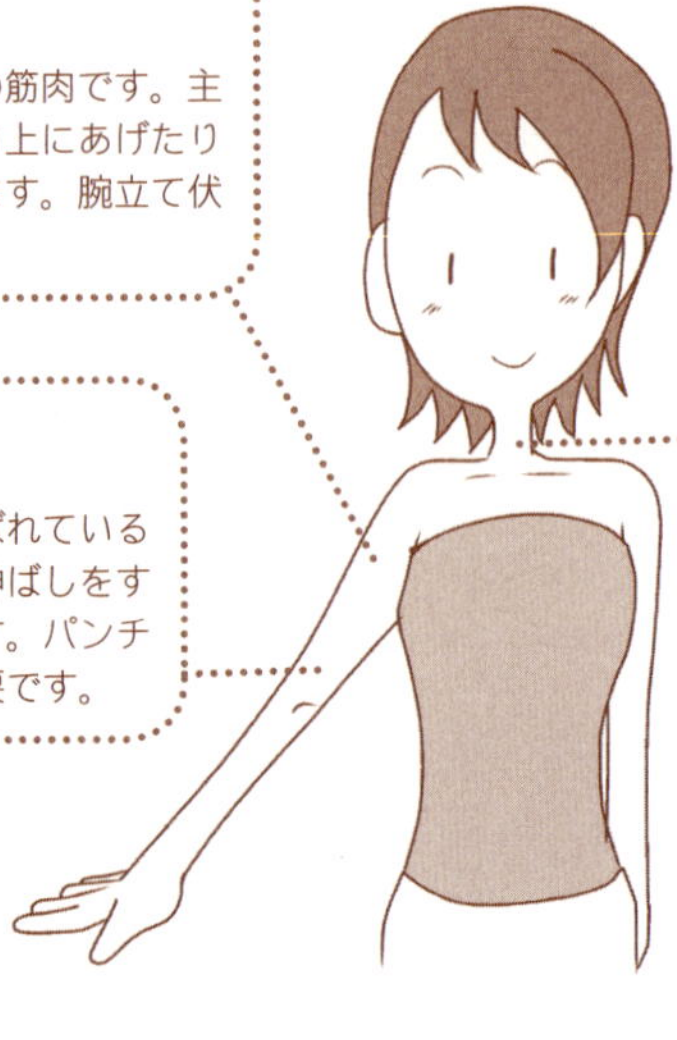

胸鎖乳突筋

頸部にある筋肉で、首を曲げたり回転させたりする時に働きます。ブリッジなどで鍛えられ、頸部の怪我防止に大きく役立っています。

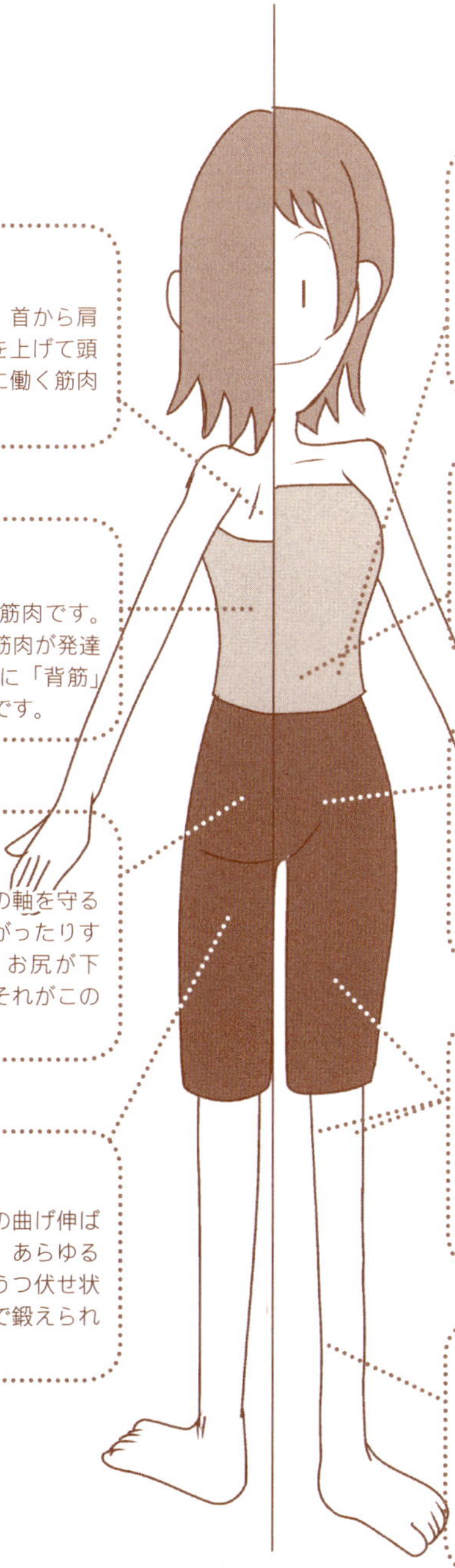

僧帽筋

僧帽筋は、身体の裏側、首から肩にかけて位置し、ひじを上げて頭の後ろに手を回した時に働く筋肉です。

広背筋

物を引っ張る時に働く筋肉です。逆三角形の背中はこの筋肉が発達しているのです。一般に「背筋」を鍛えるとはこの筋肉です。

大臀筋

下半身の安定や、身体の軸を守る役割の筋肉で、飛び上がったりする時に働きます。よくお尻が下がったと言いますが、それがこの筋肉です。

大腿二頭筋

太ももの裏側で主に膝の曲げ伸ばし時に働く筋肉ですが、あらゆる動作の時に働きます。うつ伏せ状態で膝を上下することで鍛えられます。

腹斜筋

わき腹下部付近にあり、上体をひねった時や体の伸縮時に働きます、また腹直筋の働きを助けます。仰向けで身体をひねる運動で鍛えられます。

腹直筋

腹直筋は、鍛えると6つに割れてくる筋肉で、身体の伸び縮みをする時に働きます。一般的に「腹筋」とも呼ばれています。

腸腰筋

背骨と足の付け根を結ぶ大腰筋と骨盤と足の付け根を結ぶ腸骨筋からできており、太ももを上げたり、背骨の自然な湾曲を支える役割があります。

大腿四頭筋

太ももの前側で4つの筋肉からできており、歩行や駆け足、しゃがむ等あらゆる動作の時に働きます。椅子に座って膝を曲げ伸ばしすることで鍛えられます。

下腿二頭筋

腓腹筋とヒラメ筋の2つからできています。瞬発力と持久力に繋がり、走ったり、飛び跳ねたりする時に働きます。スクワットで鍛えられます。

参考資料としたアドレス
http://www.ishikawa-spc.jp/blog/index.php?e=23&PHPSESSID=6b3b40b15a32acbcb087222aa465491b

おわりに

「薬を使わない薬剤師として」

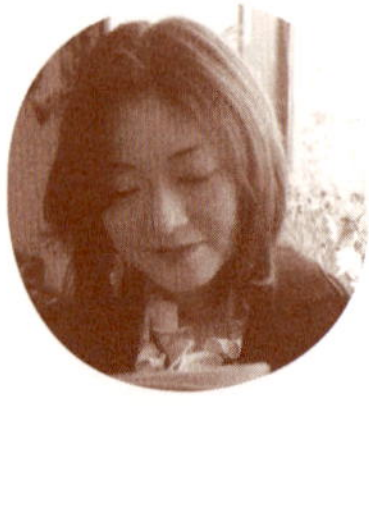

私は四人兄弟の末っ子として生まれました。長男と長女は幼くして病気で亡くなり、すぐ上の姉も心臓病を患い一級障害者の認定を受けています。入退院を繰り返す姉の世話に追われる家族の中で育った私は、小さいころから、健康の大切さを身に沁みて感じていました。そして、「健康はお金では買えないかけがえのないもの」であることを知ったのです。

ですから私は迷わず医療の世界に入ることを決め、薬剤師になりました。患者さんから「お薬が良く効いたわ」「病気が治ったよ」と言われることが本当にうれしい日々でした。

ところが、かけがえのない健康を築くお手伝いをしているつもりだった私は、こうして薬を出し続けていることは、本当に患者さんの手助けになっているのだろうか。薬を出して症状を抑えることで大切なものを見落とし、失っているのではないだろうかと、疑問を抱くようになりました。

薬を使わなければならない疾病、薬を使うことで助かる命もたくさんあります。しかし、あくまで対処療法としての薬を出し続けていることへの不安を抱えながら調剤をしていた私は、「薬を使わない薬剤師」を目指すようになりました。

さらに、特別なことではなく日常でできること、「食べること」の大切さや楽しさをまず伝えよう！　という思いから栄養学を学びなおし、博士号の学位を取りました。

そしてもうひとつ、日常でできること、「歩くこと」の大切さや楽しさを伝えよう‼　そう考え、ウォーキングドクターのデューク更家氏の弟子となり、公認のウォーキングス

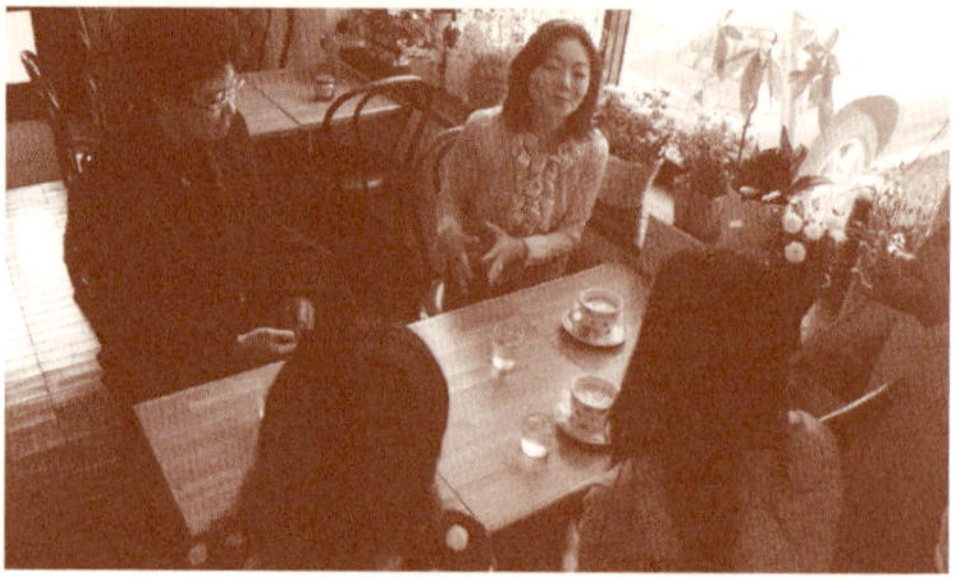

明治薬科大学・星薬科大学の学生さんと共に

タイリストになりました。

そして、楽しく食べて、楽しく歩くことで自分の中の病気に負けない力、「免疫力」がどんどん高まることを身をもって体験し、確信したのです。

薬剤師の私が栄養学やウォーキングを学ぶことを不思議に思われる方もたくさんいます。

しかし、薬のすごさも、怖さも知っている薬剤師の私だからこそ、できることがあるのです。食べること、歩くことがどんなに大切ですばらしいかをお伝えすることが、私の「するべきこと」「しなければならいこと」だと思っています。

現在私は「一生自分の足で歩き切る身体を作る！」をコンセプトにウォーキングエクササイズの指導を、栄養学博士として『感食（感謝して・感動して・五感を駆使して食べる）』をキーワードに、食べることの大切さ、楽しさをお伝えすることで、「ご自身の身体は自分自身の力で元気になれる!!」ことを発信しています。

ダイエットについても同じことが言えます。「ご自身の身体は自分自身の力できれいに痩せられます!!」

本書を通じて、タイトルにもある「おいしく食べてキレイに痩せる」ことのお手伝いができればと心から願っています。

この「いただきますダイエット」を実践し、実証してくださった北辰堂出版のみなさま、担当者の小島さん、ありがとうございました。

最後になりましたが、本書を手にとってくださった読者のみなさまにも心から感謝いたします。

二〇一一年三月

ＫＵＭＩＫＡ

●KUMIKA（くみか）●
昭和34（1959）年、千葉県生まれ。薬剤師・栄養学博士・ケアマネージャー。

４人兄弟の末っ子だが、生後まもなくの長兄姉を亡くし、すぐ上の姉も病気がちであったことから幼い頃から健康について考え続け、薬剤師となる。病院薬局勤務・調剤薬局勤務を経て、有限会社ユアケーを設立。医療の現場に身を置きながら、薬漬けの治療法に疑問を感じ、「薬を使わない薬剤師」を目指す。

「感謝して・感動して・五感で食べる」をコンセプトに一般社団法人国際感食協会を設立・代表理事就任。

綺麗に食べること・綺麗に笑うことを通して若返る「KUMIKA式・感食アンチエイジング法」を提唱。


おいしく食べてキレイに痩せる！

Dr.KUMIKAのいただきますダイエット

2011年4月5日　初版発行
著者/KUMIKA
発行者/小出千春
発行所/北辰堂出版株式会社
〒162-0801 東京都新宿区山吹町364
tel.03-3269-8131　fax.03-3269-8140
http://www.hokushindo.com/
印刷製本/勇進印刷株式会社

定価はカバーに表記。
ISBN 978-4-86427-027-4